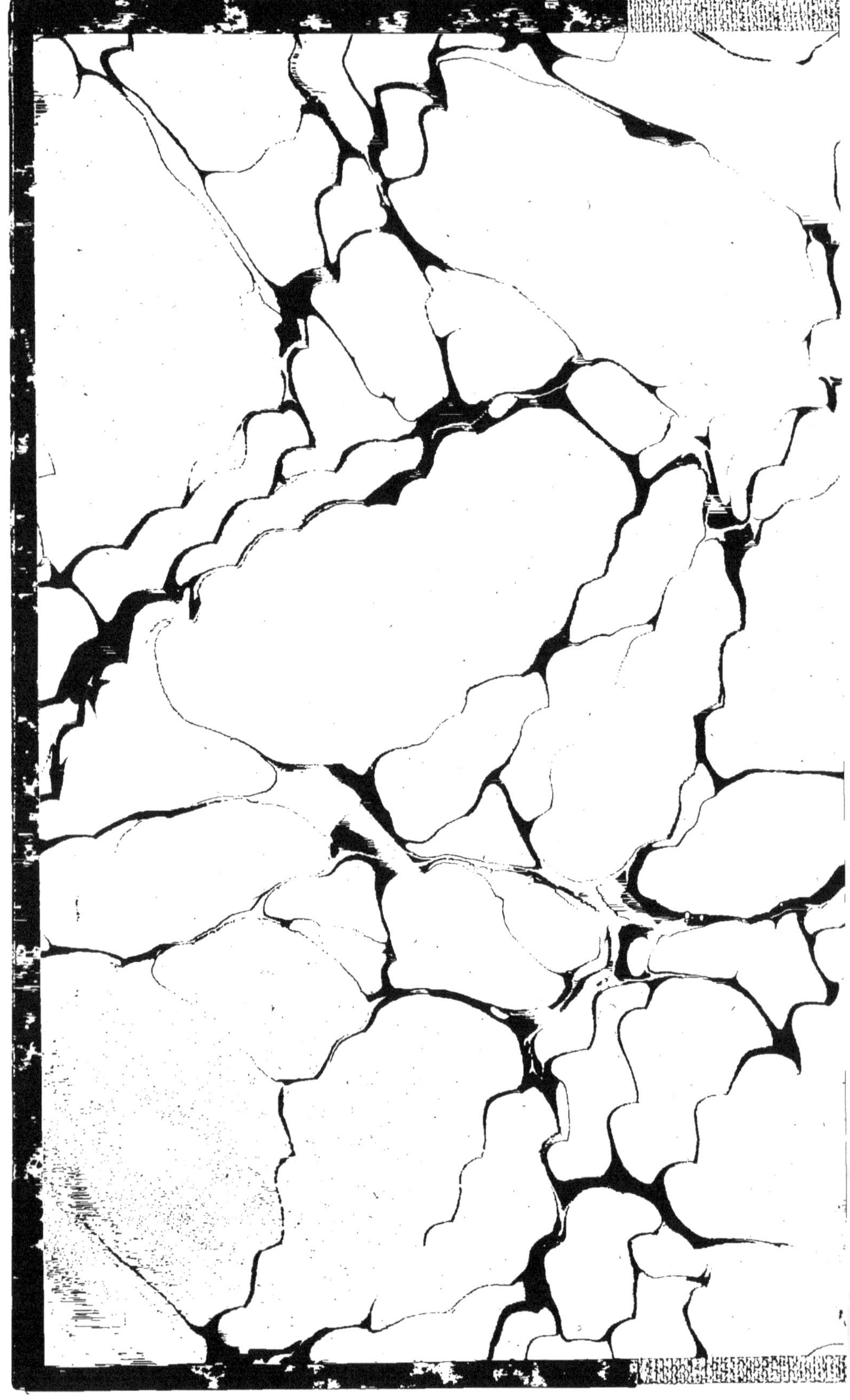

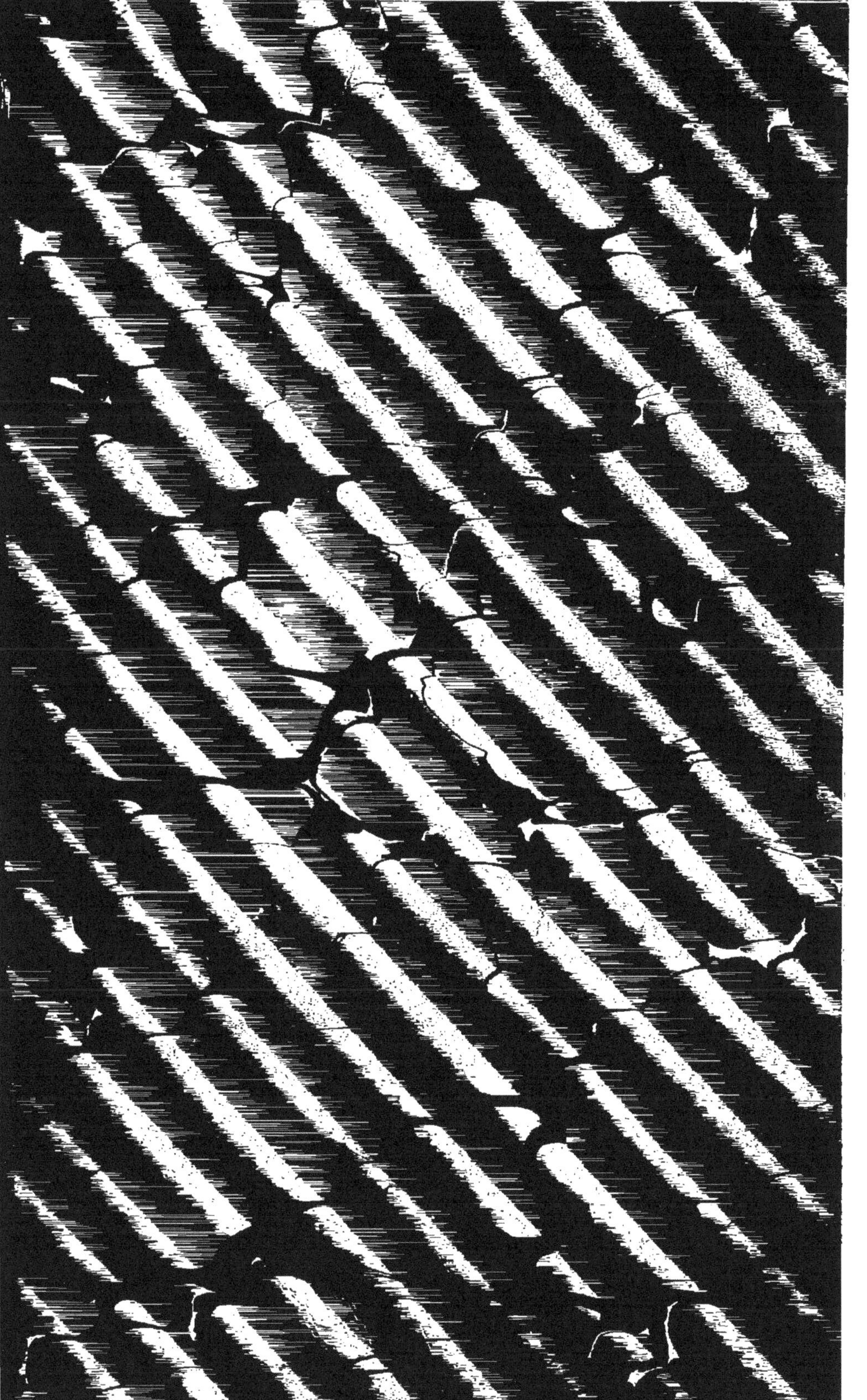

PAUL MANSUY

ÉLÉMENTS

D'HYGIÈNE ET DE CHIMIE

INDUSTRIELLES

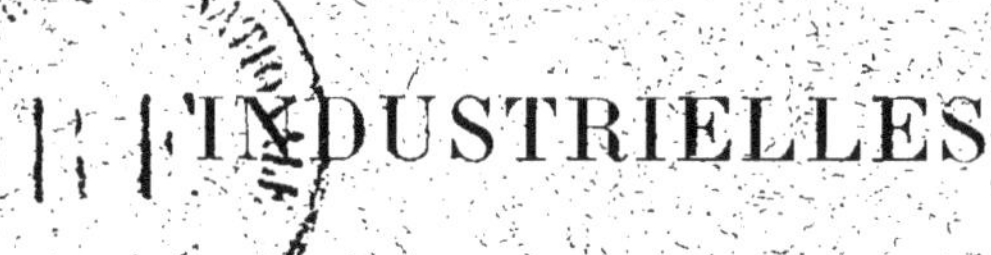

Rédigés conformément au programme du concours d'admission

A L'EMPLOI D'INSPECTEUR DÉPARTEMENTAL DU TRAVAIL

PAR

PAUL RAZOUS

Licencié ès sciences mathématiques et ès sciences physiques
Ancien chef de travaux de chimie à la Faculté des sciences de Montpellier
Inspecteur départemental du travail

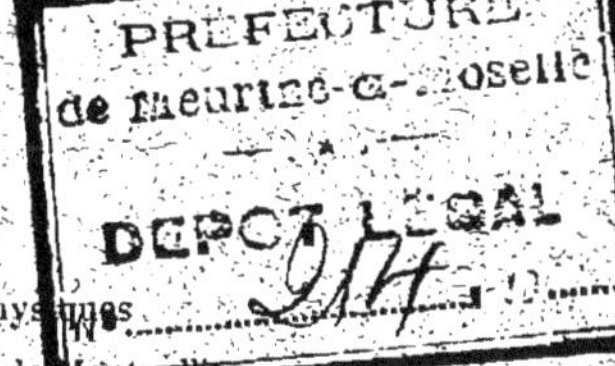

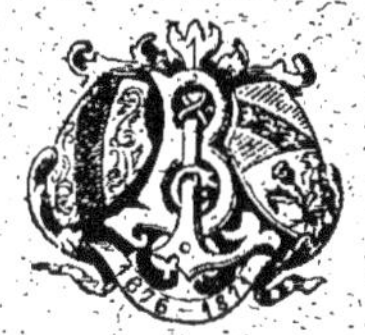

BERGER-LEVRAULT ET Cie, ÉDITEURS

PARIS — 5, RUE DES BEAUX-ARTS

NANCY — 18, RUE DES GLACIS

1900

ÉLÉMENTS

D'HYGIÈNE ET DE CHIMIE INDUSTRIELLES

ÉLÉMENTS

D'HYGIÈNE ET DE CHIMIE

INDUSTRIELLES

Rédigés conformément au programme du concours d'admission

A L'EMPLOI D'INSPECTEUR DÉPARTEMENTAL DU TRAVAIL

PAR

PAUL RAZOUS

Licencié ès sciences mathématiques et ès sciences physiques

Ancien chef de travaux de chimie à la Faculté des sciences de Montpellier

Inspecteur départemental du travail

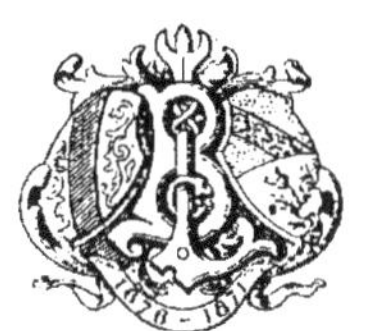

BERGER-LEVRAULT ET Cie, ÉDITEURS

PARIS | NANCY

5, RUE DES BEAUX-ARTS | 18, RUE DES GLACIS

1900

AVANT-PROPOS

Le mouvement en faveur de l'étude des questions relatives à la salubrité des ateliers a suivi depuis un siècle une marche constante. Les comptes rendus de l'Académie des Sciences et de l'Académie de Médecine, les rapports du Comité consultatif d'hygiène de France, les bulletins des Associations d'industriels contre les accidents du travail et les livres des hygiénistes tant français qu'étrangers sont pleins de documents ayant trait à l'assainissement des usines et manufactures. De plus, à la suite d'importants congrès, il s'est fait entre les nations civilisées des échanges internationaux d'idées scientifiques et économiques qui ont produit les plus heureux résultats. Aussi peut-on dire que l'hygiène industrielle constitue actuellement une science spéciale qui doit guider les manufacturiers en leur détaillant les moyens convenables pour faire entrer dans la pratique les théories et les observations des philanthropes et des hygiénistes.

Ce sont les éléments de cette science que j'ai groupés et résumés dans cet ouvrage, afin de faire connaître au lecteur les mesures à prendre pour prévenir les dangers qui menacent la santé de l'ouvrier.

L'ordre que j'ai adopté est entièrement conforme au programme du concours pour l'emploi d'inspecteur départemental du travail. Pour toutes les questions de chimie intimement liées à l'hygiène et indispensables pour sa compréhension, je me suis attaché plus au côté pratique qu'aux notions de pure théorie.

L'ouvrage est divisé en cinq livres.

Le premier livre traite de l'atmosphère du travail. Il renferme trois chapitres. Dans le premier chapitre j'ai décrit les divers modes employés dans les établissements industriels pour assurer une ventilation parfaite. Le deuxième chapitre étudie les poussières, vapeurs et gaz mêlés à l'air des ateliers; les poussières sont classées en poussières végétales, minérales et animales; après avoir examiné leur danger et indiqué les conditions légales de l'emploi des enfants et des femmes dans les industries où elles se produisent, j'ai résumé dans un paragraphe spécial les méthodes générales propres à assurer leur évacuation; la partie ayant trait aux dangers des vapeurs et des gaz incommodes, insalubres et toxiques est la reproduction partielle d'un travail pour lequel l'Académie des Sciences m'a accordé, dans sa séance du 19 décembre 1899, une mention de 1,500 fr. de la fondation Montyon. L'action de la chaleur et du froid et les moyens à prendre pour atténuer leur influence fâcheuse font l'objet du troisième chapitre.

Le second livre s'occupe spécialement des matières mises en œuvre dans les manufactures, usines et ateliers. Les principales industries qui emploient les matières irritantes, toxiques, infectieuses et putrescibles sont passées en revue. Les dangers de l'élaboration et du maniement de ces matières ainsi que les mesures spéciales de précaution pour les éviter ou s'en prémunir sont indiqués.

Le troisième livre a pour titre « Hygiène générale des établissements industriels ». Il y est traité des conditions d'établissement au point de vue hygiénique des cabinets d'aisances, des évacuations d'eaux résiduaires, des distributions d'eau potable et enfin des dispositions de nature à éviter les incendies et à prémunir contre leur propagation.

Dans le quatrième livre, les notions sur les accidents produits par les machines et mécanismes sont très succinctes, cette question se rattachant plutôt à la mécanique et aux mesures de protection contre les divers accidents de fabrique qu'à la salubrité. Pour les premiers soins à donner en cas d'accidents, l'Association des industriels de France contre les accidents du travail a fourni à ses adhérents, sous forme de tableau, les renseignements les plus complets; aussi, après autorisation de M. Mamy, le distingué et sympathique directeur de cette association, je les reproduis textuellement.

Enfin, j'ai cru utile de réunir dans un cinquième livre toute la législation et la réglementation en vigueur relatives à l'hygiène et à la sécurité des établissements industriels.

En terminant cet avant-propos, je tiens à rendre un hommage public à un homme de cœur et de bien, M. Bessonneau, le grand manufacturier d'Angers, qui dans ses importants ateliers a cherché constamment à faire avancer le problème de la salubrité et m'a toujours suivi dans la recherche des solutions les plus délicates.

P. R.

ÉLÉMENTS
D'HYGIÈNE ET DE CHIMIE
INDUSTRIELLES

LIVRE Ier
ATMOSPHÈRE DU TRAVAIL

CHAPITRE PREMIER
AÉRAGE ET VENTILATION

Dangers de l'air confiné. — L'air, cet élément indispensable à la santé des travailleurs, ne doit en aucun cas et sous aucun prétexte être insuffisant. Dans une atmosphère confinée, toutes sortes d'odeurs se donnent libre-cours ; le rapport des principes nécessaires à la vie est altéré, l'humidité augmente et les bacilles de l'anémie et de la chlorose, ces deux avant-coureurs de la tuberculose, se développent avec une très grande rapidité.

La composition de l'air des ateliers s'altère soit par la combustion, soit par la respiration. Un homme brûle par la respiration, tant en carbone qu'en hydrogène, l'équivalent de 12 grammes de charbon par heure, ce qui correspond à 22 litres d'acide carbonique, et l'air sortant des poumons contient 4 p. 100 d'acide carbonique.

L'insalubrité de l'air confiné dans les ateliers croît comme la proportion d'acide carbonique, et la respiration est déjà difficile dans un air qui en contient 1 p. 100. Le séjour de tout individu y est accompagné d'une sensation de malaise très prononcée.

Nécessités de l'aérage et de la ventilation. — Le renouvellement de l'air vicié par la respiration et l'accumulation des ouvriers, par la combustion des matières servant à l'éclairage, par les mauvaises odeurs provenant soit des produits à mettre en œuvre, soit des opérations pratiquées, est donc indispensable. A cet effet, lors du projet de décret du 10 mars 1894, le Comité consultatif d'hygiène de France, appelé à donner son avis, avait proposé de prescrire dans chaque atelier un cube d'air de 8 mètres par ouvrier et une ventilation artificielle donnant un courant d'air de 24 mètres cubes par homme et par heure.

Le Comité consultatif des arts et manufactures, par l'organe de son rapporteur, M. Bérard, fit remarquer qu'étant donnée la variété des matières premières et des travaux industriels, il est assez difficile de trouver un chiffre absolu et unique capable de donner dans tous les cas la ventilation désirable. Si 24 mètres cubes par heure et par personne sont suffisants pour assurer la salubrité de l'air d'un atelier de couture, par exemple, ces mêmes 24 mètres cubes seront insuffisants pour assainir l'air d'un atelier où l'on manie des matières organiques, volatiles ou pulvérulentes. Ces motifs décidèrent les auteurs du décret du 10 mars 1894 à remplacer le chiffre précis de ventilation artificielle proposé par le Comité d'hygiène par une formule générale analogue à celle qui a été inscrite dans plusieurs lois étrangères et qui prescrit aux patrons de maintenir dans leurs ateliers une ventilation suffisante pour assurer la salubrité de l'air.

Quant au cube d'air d'au moins 6 mètres par personne, il faut reconnaître qu'il n'est pas exagéré et que beaucoup d'hygiénistes exigeraient un minimum plus élevé. Dans la plupart des pays étrangers, le volume d'air exigé est supérieur.

Il est de 7 mètres en Suède.

La loi anglaise prescrit un cube d'air de 7 mètres avant 8 heures du soir et 11 mètres de 8 à 10 heures. Dans les tissages de coton où la température est élevée artificiellement, des dispositions doivent être prises pour qu'il puisse pénétrer, pendant chaque heure et pour chaque personne, plus de 16 mètres cubes d'air nouveau.

En Belgique, l'arrêté royal du 21 septembre 1894 exige que, dans les locaux fermés affectés au travail, chaque ouvrier dispose d'un espace de 10 mètres cubes au moins.

En Allemagne, l'ordonnance du 31 juillet 1897 réclame 15 mètres cubes par personne employée dans la fabrication des caractères d'imprimerie.

Modes d'aérage et de ventilation dans les ateliers industriels. — Examinons maintenant quels sont les systèmes permettant d'assurer le renouvellement de l'air et d'éviter ainsi que l'atmosphère des ateliers ne contienne une proportion trop forte d'acide carbonique ou d'autres gaz malsains.

On peut utiliser, soit séparément, soit concurremment, deux modes de ventilation : la ventilation dite naturelle et la ventilation artificielle.

Cette distinction consacrée par l'usage est peu rigoureuse, car l'application de la ventilation naturelle, hormis celle qui s'effectue par les portes et les fenêtres, nécessite une adaptation particulière des locaux à ventiler et ne s'effectue pas d'elle-même comme paraîtrait l'indiquer le qualificatif qui la désigne. Nous continuerons pourtant à désigner sous le nom de ventilation naturelle celle qui permet d'assurer le renouvellement de l'air pur par quelques modifications peu importantes aux ouvertures des locaux.

Quant à la ventilation artificielle, c'est celle qui s'obtient soit en établissant une communication entre l'atelier et un foyer ou une cheminée puissante, soit par l'installation de ventilateurs.

La ventilation naturelle peut s'effectuer facilement lorsque sur deux faces opposées de l'atelier se trouvent deux rangées de fenêtres superposées. Il suffit d'ouvrir les fenêtres inférieures du côté où le soleil donne et les fenêtres supérieures du côté opposé. Dans le cas où les fenêtres ont même hauteur et sont disposées symétriquement par rapport à l'axe de la salle, il suffit de constituer chacune d'elles par deux châssis pouvant être ouverts séparément. Suivant la position du soleil, on ouvrira le châssis inférieur des fenêtres de l'un des côtés et le châssis supérieur des fenêtres du côté opposé.

Dans beaucoup d'usines et de fabriques, dit M. de Freycinet, on compte sur l'appel produit par toute cage d'escalier et dans ce but on la termine en haut par une toiture vitrée, munie d'une ouverture de sortie pour la colonne d'air ascendante. Mais pour que l'escalier serve de cheminée d'appel, il faut que sa cage constitue une colonne à peu près close sur toutes ses sections. Or, si on tient les portes des ateliers fermées, le renouvellement est faible et réduit à ce que permettent les fissures. Si on les tient ouvertes, l'air vicié des étages inférieurs s'engage en grande partie dans les ateliers des étages supérieurs au lieu de s'échapper par la toiture. On a espéré tourner la difficulté en plaçant en haut les ateliers qui vicient le plus l'atmosphère.

Le résultat est plus satisfaisant avec les monte-charge qui servent à transporter les matériaux à tous les étages, si on circonscrit l'espace où ils se meuvent par des cloisons présentant seulement à chaque étage, près du plafond, quelques trous pour la sortie de l'air vicié et au niveau du plancher une porte qu'on n'ouvrira que pour décharger les matériaux amenés par le plancher mobile. On pourrait aussi, pour activer le tirage, entretenir un ou deux becs de gaz à la partie supérieure de ce tunnel vertical.

Nous ne terminerons pas ce qui a trait à la ventilation naturelle sans mentionner le système d'aération de M. Castaing qui a été couronné par l'Académie des sciences en 1898. Voici en quels termes le savant rapporteur de la commission chargée de décerner le prix Bellion parle de cette invention :

« La méthode préconisée et imaginée par M. Castaing, « médecin en chef à l'hôpital mixte de Poitiers, consiste à « placer à la partie supérieure de chaque fenêtre des vitres « doubles formées de deux glaces parallèles et très rappro- « chées mais incomplètes, la glace extérieure laissant un « espace libre par le bas, la glace intérieure un espace sem- « blable par le haut. Les deux vitres forment ainsi un cou- « loir étroit dans lequel l'air du dehors s'engage par la partie « inférieure pour ressortir en haut dans l'intérieur de la « pièce au voisinage du plafond. Appliquée à toutes les fe- « nêtres d'une vaste salle, cette disposition permet à l'air de « se renouveler partout également d'une façon incessante et « à l'air nouveau de se diffuser très régulièrement sans pro- « duire nulle part de courant incommode ou dangereux. De « plus, en raison de l'étroitesse et de la longueur du couloir « que l'air doit traverser, elle empêche les accélérations in- « commodes que tendraient à produire la poussée exagérée « du vent sur une des faces du bâtiment ou la pénétration de « la pluie que les rafales y pourraient projeter. Le principe « est des plus simples, l'application est des plus faciles et « n'entraîne aucune dépense. Le but pourtant est absolument « merveilleux. J'ai depuis un an fait appliquer ce système à « l'hôpital de la Charité, dans les salles dont je suis chargé. « Jusque-là, quand on y pénétrait le matin, avant l'ouver- « ture des fenêtres, on trouvait à un degré extrêmement « prononcé l'odeur spéciale et particulièrement fétide des « agglomérations humaines. Depuis cette installation, à « quelque heure que ce soit, l'absence absolue d'odeur « témoigne d'une aération parfaite et constante. »

Après avoir fait installer la disposition précédente à beaucoup de fenêtres d'ateliers dont les ouvrières étaient fortement incommodées par la chaleur des becs de gaz, nous avons constaté avec les ouvrières elles-mêmes que les conditions hygiéniques étaient considérablement améliorées.

La ventilation naturelle ne peut suffire :

1° Quand les travaux ne sont pas exécutés dans des locaux ouverts ;

2° Quand le climat est trop froid ;

3° Quand le renouvellement de l'air doit être très abondant.

On a alors recours à la ventilation artificielle. A cet effet, on peut utiliser les appareils de chauffage, qui sont très économiques, mais qui présentent l'inconvénient de n'être d'aucun secours pendant l'été. L'établissement d'une communication entre l'atelier et un foyer ou une cheminée puissante donne souvent de bons résultats. Enfin, si à l'acide carbonique viennent se joindre d'autres gaz délétères, il faut, pour renouveler convenablement l'air vicié, faire usage de ventilateurs.

On emploie des ventilateurs à enveloppe concentrique ou à enveloppe spirale. L'air aspiré d'un atelier pénètre par une ouverture appelée ouïe, mise en communication avec la salle à aérer et ménagée autour de l'axe d'une roue portant des palettes planes ou courbes qui sont animées d'un mouvement de rotation. Cet air est saisi par les palettes qui lui

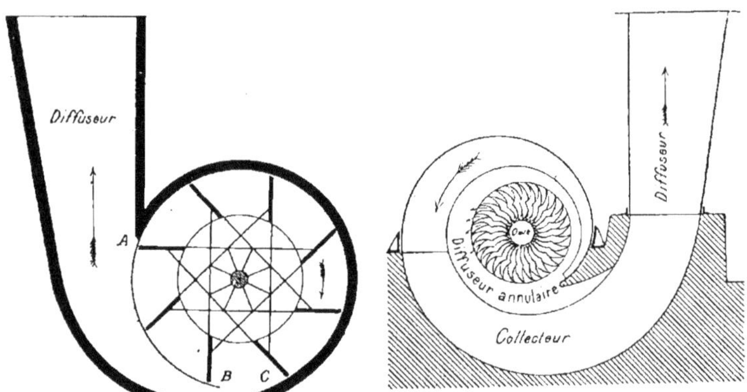

Fig. 1. — Ventilateur Guibal.

Fig. 2. — Ventilateur Ser Rateau.

communiquent leur mouvement et, sous l'action de la force centrifuge, il est refoulé à la circonférence qui communique avec le diffuseur et de là hors de l'atelier qu'on veut assainir.

Pour éviter les rentrées d'air anormales, Guibal emboîte la roue à ailettes dans un coursier et ne donne à ce coursier comme débouché qu'une ouverture étroite BC, réglée par une vanne circulaire AB (fig. 1).

Dans les ventilateurs à enveloppe spirale du type Ser Rateau (fig. 2), l'enveloppe offre en chaque point une section proportionnelle au volume débité. L'air est d'abord recueilli dans un diffuseur annulaire qui diminue la vitesse des veines fluides sortant de la roue et la rend sensiblement égale à celle de l'air circulant dans l enveloppe spirale ou collecteur. Enfin le collecteur se termine par le diffuseur.

Il existe aussi des ventilateurs sans enveloppe. Le système le plus employé est le système des ventilateurs à hélice. Dans les deux types Blackmann (fig. 3) et Farcot, les ailes reliées d'un côté à un anneau et de l'autre à un axe mobile sont des surfaces hélicoïdales dont l'inclinaison est déterminée de manière à éviter les chocs à l'entrée de l'air, à neutraliser l'effet de la force centrifuge due à la rotation et à donner à l'air une vitesse et une direction uniformes dans un sens perpendiculaire au plan de rotation.

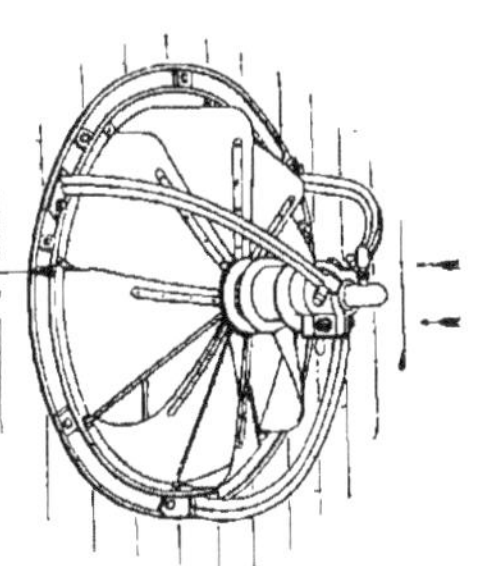
Fig. 3. — Ventilateur Blackmann

On peut encore employer pour ventiler des machines à vent rotatives qui fonctionnent pour l'air comme les pompes rotatives fonctionnent pour l'eau. Ces machines sont quelquefois très avantageuses, parce qu'elles déplacent l'air avec une différence de pression qui peut être très faible. Elles sont à un ou deux axes et conviennent très bien pour la ventilation des mines. On peut dans ce cas leur donner des dimensions considérables. Nous décrirons le ventilateur rotatif Lemielle à un axe utilisé pour la ventilation du puits Bayard, à Anzin.

Ce ventilateur se compose essentiellement d'une enveloppe

fixe E. A l'intérieur un tambour hexagonal mobile autour d'un axe O' porte trois volets articulés à 120° les uns des autres. Les bords extérieurs des volets sont reliés par trois bielles égales à un arbre fixe O, de sorte qu'ils restent toujours appliqués contre les parois intérieures de l'enveloppe.

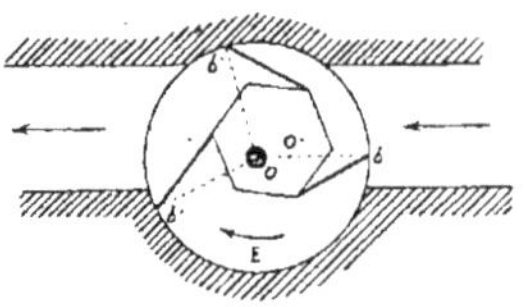

Fig. 4. — Ventilateur rotatif Lemielle.

Le fonctionnement de l'appareil est le suivant : Quand l'espace compris entre deux volets consécutifs va en augmentant, on le met en relation avec l'intérieur du local à ventiler et il se produit alors un effet d'aspiration; puis, quand cet espace est à son maximum, le volet suivant vient intercepter la communication avec l'intérieur en *b*, en même temps que cet espace est mis en *b'* en communication avec l'extérieur, pour laisser échapper l'air aspiré. Le volume d'air expulsé à chaque révolution est égal à trois fois la différence entre le volume maximum et le volume minimum qu'embrassent deux palettes consécutives.

Nous avons supposé jusqu'ici que la ventilation dite artificielle s'effectuait toujours par aspiration, c'est-à-dire que des appareils spéciaux aspiraient l'air souillé d'impuretés, cet air impur étant remplacé par l'air extérieur qui pénètre dans les ateliers à travers les fissures des fenêtres ou des portes. Or, lorsque les dégagements malsains dans les ateliers sont peu abondants, on peut utiliser la ventilation dite par insufflation, qui consiste à insuffler de l'air pur dans les ateliers au moyen de ventilateurs soufflants ne différant des ventilateurs aspirants que par leur disposition qui est l inverse des premiers ; ces ventilateurs produisent une agitation imperceptible de l'air qui se propage de haut en bas, procurant ainsi une sensation agréable au personnel occupé et expulsant l'air confiné par les fissures des portes et des fenêtres ou par de petites ouvertures ménagées à cet effet.

CHAPITRE II

POUSSIÈRES, GAZ ET VAPEURS MÊLÉS A L'AIR

SECTION I. — POUSSIÈRES.

Les affections variées auxquelles donnent lieu les poussières toxiques (poussières de plomb, d'arsenic, de mercure) seront étudiées au chapitre qui traite de ces matières.

Les autres poussières (si on laisse de côté pour l'instant les dangers de contagion des poussières animales) exercent deux sortes d'action sur les ouvriers appelés à vivre dans les milieux où elles se dégagent librement :

1° Une action externe qui se manifeste sur la peau par des démangeaisons et du côté des yeux par des orgelets, des blépharites et des conjonctivites ;

2° Une action interne qui provoque successivement le catarrhe des voies aériennes chez les ouvriers débutant dans la profession, la bronchite chronique, l'emphysème pulmonaire, la pneumonie chronique sous des formes variant avec la nature des poussières absorbées, et enfin la phtisie.

§ 1er. — *Poussières végétales.*

Les poussières végétales les plus à craindre sont les poussières de charbon, de tabac, de coton, de bois, de lin, de chanvre et de jute, les poussières amylacées.

Poussières de charbon. — Parmi les ouvriers sujets à absorber les poussières de charbon, on peut citer les mineurs, les mouleurs en fonte, les ouvriers des fabriques d'agglomérés, les ramoneurs. Les troubles ne se manifestent en général qu'au bout d'un temps assez long. L'ouvrier éprouve d'abord une certaine lassitude ; une toux quinteuse accompagne des crachements de sang mêlés de particules charbonneuses. S'il ne quitte pas son métier, la pneumonie anthracosique ou phtisie charbonneuse se déclare et le dépérissement devient manifeste.

Poussières de tabac. — Les poussières de tabac occasionnent au début des maux de tête avec des nausées et des vomissements. Certains ouvriers ne souffrent plus au bout de quinze jours et s'habituent au travail ; d'autres ne peuvent pas s'y acclimater et, après quelque temps d'insomnie, de manque d'appétit, leur teint devient grisâtre et terne. Il résulte de plusieurs observations que les poussières de tabac ont une action désastreuse pour les femmes enceintes.

Poussières de coton. — Les poussières de coton provoquent d'abord une toux fréquente avec crachats renfermant des filaments de coton, puis l'affection particulière appelée *byssinosis* ou pneumonie cotonneuse, qui se traduit souvent par une anémie persistante et quelquefois par la mort dans un état de marasme.

Poussières de bois. — Les ouvriers particulièrement exposés aux poussières de bois sont les scieurs de long, les menuisiers, les ébénistes, les tourneurs en bois, les tonneliers et les charpentiers, les broyeurs de tan. Ces poussières, comme les poussières métalliques, s'incrustent en raison de leur forme sur les organes respiratoires et sont très difficilement rejetées par un accès de toux. Dans ce cas, il y a blessure de la muqueuse, c'est-à-dire une porte ouverte aux bacilles des maladies infectieuses.

Poussières amylacées. — Parmi les poussières amylacées, la poussière de son est surtout nuisible, parce qu'elle renferme beaucoup d'impuretés. La poussière de farine, formée de corpuscules arrondis, est beaucoup moins dangereuse.

Poussières textiles. — Les poussières de lin, de chanvre et de jute sont très irritantes ; elles occasionnent des blépharites, des conjonctivites, des bronchites avec toux spasmodique. La nocivité des poussières de chanvre résulte de ce que les éléments sont plus gros tout en présentant des arêtes vives, avec cette différence que la fibre de chanvre est plus rude que les autres filaments végétaux.

Conditions légales de l'emploi des femmes et des enfants. — Les conditions légales de l'emploi des enfants et des femmes dans les industries où se dégagent des poussières végétales sont les suivantes :

Extrait du tableau C annexé au décret du 13 mai 1893 qui détermine les établissements dans lesquels l'emploi des enfants de 18 ans, des filles mineures et des femmes n'est autorisé que sous certaines conditions.

ÉTABLISSEMENTS.	CONDITIONS.	MOTIFS.
Battoir à écorces dans les villes.	Les enfants au-dessous de 18 ans ne seront pas employés dans les ateliers où se dégagent les poussières.	Poussières nuisibles.
Étoupes (Transformation en) des cordages hors de service goudronnés ou non.	Les enfants au-dessous de 18 ans ne seront pas employés lorsque les poussières se dégageront librement dans les ateliers.	*Idem.*
Liège (Usines pour la trituration du).	Les enfants au-dessous de 18 ans ne seront pas employés dans les ateliers où les poussières se dégageront librement . . .	*Idem.*
Ouates (Fabrication des)	*Idem*	*Idem.*
Tan (Moulins à) . . .	*Idem*	*Idem.*
Teillage du lin, du chanvre et du jute en grand.	*Idem*	*Idem.*
Tabacs (Manufacture de).	Les enfants au-dessous de 16 ans ne seront pas employés dans les ateliers où l'on démolit les masses	Émanations nuisibles. Poussières nuisibles.

§ 2. — Poussières minérales.

Poussières de silice. — Les poussières minérales les plus dangereuses (abstraction faite des poussières toxiques) sont les poussières de silice. C'est surtout la préparation par voie sèche de la poudre de silice qui expose les ouvriers à l'action pernicieuse d'une poussière très fine qui vient éroder et déchirer le tissu pulmonaire. En 1894, sur 300 personnes qui travaillaient aux deux fabriques de l'arrondissement de Dieppe, 17 ont succombé atteintes de la phtisie spéciale aux individus qui vivent au milieu des poussières de cette nature.

Poussières métalliques. — Le polissage à sec des métaux et des cristaux dégage aussi des poussières très nuisibles qui produisent les effets les plus désastreux si l'on ne prend pas des dispositions pour soustraire les ouvriers à leur action.

Conditions légales de l'emploi des enfants et des femmes. — Les conditions légales de l'emploi des enfants et des femmes dans les industries où se dégagent des poussières minérales sont contenues dans les tableaux A et C annexés au décret du 13 mai 1893.

Extrait du tableau A qui détermine les travaux interdits aux enfants au-dessous de 18 ans, aux filles mineures et aux femmes.

TRAVAUX.	RAISONS de L'INTERDICTION.
Cristaux (Polissage à sec des)	Poussières dangereuses.
Émaux (Grattage des) dans les fabriques de verre mousseline.	Poussières nuisibles.
Métaux (Aiguisage et polissage des).	Poussières dangereuses.
Meulières et meules (Extraction et fabrication des).	*Idem.*
Verre (Polissage à sec des).	*Idem.*

Extrait du tableau C qui détermine les établissements dans lesquels l'emploi des enfants au-dessous de 18 ans, des filles mineures et des femmes est autorisé sous certaines conditions.

ÉTABLISSEMENTS.	CONDITIONS.	MOTIFS.
Albâtre (Sciage et polissage à sec de l').	Les enfants au-dessous de 18 ans ne seront pas employés lorsque les poussières se dégageront librement dans les ateliers.	Poussières nuisibles.
Boutonniers et autres emboutisseurs de métaux par moyens mécaniques.	Les enfants au-dessous de 18 ans ne seront pas employés dans les ateliers où se dégagent des poussières.	*Idem.*
Chaux (Fours à) . . .	*Idem*	*Idem.*
Chromolithographies. .	Les enfants au-dessous de 16 ans ne seront pas employés au bronzage à la machine.	*Idem.*
Ciment (Fours à) . . .	Les enfants au-dessous de 18 ans ne seront pas employés dans les ateliers où se dégagent les poussières.	*Idem.*
Cuivre (Trituration des composés du cuivre).	Les enfants au-dessous de 18 ans ne seront pas employés dans les ateliers où les poussières se dégagent librement	*Idem.*
Émail (Application de l') sur les métaux.	Les enfants au-dessous de 18 ans, les filles mineures et les femmes ne seront pas employés dans les ateliers où l'on broie et blute les matières . . .	*Idem.*
Faïence (Fabrique de).	Les enfants au-dessous de 18 ans ne seront pas employés dans les ateliers où l'on pratique le broyage et le blutage	*Idem.*
Feuilles d'étain	Les enfants au-dessous de 16 ans ne seront pas employés au bronzage à la main des feuilles. . . .	*Idem.*
Grès (Extraction et piquage du).	Les enfants au-dessous de 18 ans ne seront pas employés lorsque les poussières se dégageront librement dans les ateliers.	*Idem.*

ÉTABLISSEMENTS.	CONDITIONS.	MOTIFS.
Marbres (Sciage ou polissage à sec des).	Les enfants au-dessous de 18 ans ne seront pas employés lorsque les poussières se dégageront librement dans les ateliers.	Poussières nuisibles.
Matières minérales (Broyage des) . . .	*Idem*	*Idem.*
Moulins à broyer le plâtre, la chaux, les cailloux et les pouzzolanes	*Idem*	*Idem.*
Noir animal (Fabrication de) par le broyage des résidus de la distillation des schistes bitumineux	*Idem*	*Idem.*
Pierre (Sciage et polissage de la).	*Idem*	*Idem.*
Pileries mécaniques de drogues	*Idem*	*Idem.*
Pipes à fumer (Fabrication des).	*Idem*	*Idem.*
Plâtres (Fours à) . . .	*Idem*	*Idem.*
Porcelaine (Fabrication de la)	*Idem*	*Idem.*
Poteries de terre (Fabrication avec fours non fumivores) . . .	*Idem*	*Idem.*
Pouzzolane artificielle (Fours à).	*Idem*	*Idem.*
Soufre (Pulvérisation et blutage du soufre). .	*Idem*	*Idem.*
Verreries, cristalleries et manufactures de glaces.	Les enfants au-dessous de 18 ans, les filles mineures et les femmes ne seront pas employés dans les ateliers où les poussières se dégagent librement et où il est fait usage de matières toxiques . . .	*Idem.*

§ 3. — *Poussières animales.*

Poussières d'os et de corne. — Le travail de l'os, de la corne, de la nacre donne lieu à des poussières capables d'exercer une action redoutable sur les organes respiratoires. M. le médecin-major Dardignac a observé qu'à Beauvais, centre de cette industrie, les bronchites sont nombreuses ainsi que les affections du parenchyme pulmonaire et toutes les formes locales ou générales de l'infection tuberculeuse. Le docteur Lesage a constaté que ces poussières ou fragments de matières occasionnent de véritables traumatismes septiques de la conjonctivite et même déterminent en éraillant la cornée de redoutables et très graves infections du globe oculaire, aboutissant en raison de leur malignité trop souvent à la perte de la fonction et à la destruction de l'organe.

Poussières de laine. — L'ouverture des balles de laine ou de poils comme le triage de ces matières expose les ouvriers à l'inhalation de poussières animales très dangereuses. Ces poussières peuvent produire une action résultant de la présence parmi les particules pulvérulentes de principes morbides transmissibles. La maladie des trieurs de laine sur laquelle les observations du docteur Bell d'abord, ensuite le rapport du docteur John Spear ont attiré l'attention est une affection charbonneuse interne à localisation thoracique.

Poussières et bourres de soie. — Le cardage des déchets de soie est une des opérations les plus nuisibles à la santé. Il donne naissance à un dégagement de poussières malsaines et abondantes qui exposent les ouvriers à des catarrhes, des ophtalmies chroniques et à la phtisie. Le cardeur de bourre de soie est facilement reconnaissable à son teint pâle et à sa toux presque continuelle.

Danger de contagion des poussières animales. — Les poussières animales sont capables de produire une action infectieuse résultant de la présence de principes morbides transmissibles parmi les particules pulvérulentes. Elles peuvent semer certaines maladies contagieuses (variole dans la manipulation des chiffons, pustule maligne dans la préparation des crins, maladie des trieurs de laine).

Conditions légales de l'emploi des enfants et des femmes. — Les conditions légales de l'emploi des enfants et des femmes dans les industries où se dégagent des poussières animales sont renfermées dans les tableaux annexés au décret du 13 mai 1893.

Extrait du tableau A qui énumère les travaux interdits aux enfants au-dessous de 18 ans, aux filles mineures et aux femmes.

TRAVAUX.	RAISONS de L'INTERDICTION.
Effilochage et déchiquetage des chiffons	Poussières nuisibles.

Extrait du tableau C qui énumère les établissements dans lesquels l'emploi des enfants au-dessous de 18 ans, des filles mineures et des femmes est autorisé sous certaines conditions.

ÉTABLISSEMENTS.	CONDITIONS.	MOTIFS.
Battage, cardage et épuration des laines, crins et plumes.	Les enfants au-dessous de 18 ans ne seront pas employés dans les ateliers où se dégagent des poussières.	Poussières nuisibles.
Battage des tapis en grand	*Idem*	*Idem.*
Chapeaux de feutre (Fabrication des).	Les enfants au-dessous de 18 ans ne seront pas employés lorsque les poussières se dégageront librement dans les ateliers.	*Idem.*
Cornes, os et nacres (Travail à sec des) .	*Idem*	*Idem.*

ÉTABLISSEMENTS.	CONDITIONS.	MOTIFS.
Feutre goudronné (Fabrication du).	Les enfants au-dessous de 18 ans ne seront pas employés lorsque les poussières se dégageront librement dans les ateliers.	Poussières nuisibles.
Papier (Fabrication du).	Les enfants au-dessous de 18 ans ne seront pas employés au triage et à la préparation des chiffons.	*Idem.*
Peaux, étoffes et déchets de laine.	Les enfants au-dessous de 18 ans ne seront pas employés dans les ateliers où l'on coupe, trie et manipule les déchets . . .	*Idem.*
Peaux (Lustrage et apprêtage des).	Les enfants au-dessous de 18 ans ne seront pas employés lorsque les poussières se dégageront librement dans les ateliers.	*Idem.*
Peaux de lapin et de lièvre (Éjarrage et coupage des).	*Idem*	*Idem.*
Soies de porc (Préparation des)	*Idem*	*Idem.*
Tanneries.	*Idem*	*Idem.*

§ 4. — *Évacuation des poussières.*

L'abondance de la ventilation est le moyen le plus ordinairement employé pour remédier à l'envahissement de l'atmosphère des locaux par les poussières de toute espèce. Les dispositifs utilisés demandent de l'ingéniosité, car il faut tenir compte d'un grand nombre de facteurs variables avec la matière mise en œuvre, les appareils mécaniques et la valeur des poussières à éliminer.

Lorsque le dégagement des poussières est peu considérable et que ces poussières sont fines et légères, on peut utiliser la ventilation générale, c'est-à-dire se borner à expulser au dehors l'air souillé de particules et à faire pénétrer de l'air pur dans l'intérieur des salles de travail.

Si le dégagement est abondant, il est nécessaire de recourir à la ventilation localisée, c'est-à-dire limitée et spéciale à chaque machine, à chaque appareil développant de la poussière. A cet effet, chaque engin de travail est placé en face d'une sorte d'entonnoir communiquant par des tuyaux avec un ventilateur aspirant. Pour réaliser efficacement l'aspiration, il est utile de tenir compte de la densité des poussières à enlever. Lorsque les poussières sont lourdes, l'aspiration de haut en bas ou *per descensum* permet d'obtenir de bons résultats. Quant aux poussières légères, on les enlève facilement au fur et à mesure de leur formation au moyen de la ventilation ascendante.

Le concassage, la pulvérisation de diverses matières au moyen de meules, de broyeurs, de cylindres; le blutage, le tamisage, l'embarillage de ces matières, doivent se faire mécaniquement et en appareil clos. Les planches en bois ne constituent pas une fermeture hermétique suffisante. Il convient d'adopter des couvertures en tôle rivée arrêtant complètement les poussières les plus fines.

De plus il faut s'efforcer d'introduire la matière dans les appareils et de la retirer sans être obligé de démasquer les orifices d'entrée et de sortie. Dans ce but, on place au-dessus des appareils des trémies distribuant les matières automatiquement et ne découvrant pas l'ouverture d'entrée.

La distribution peut être continue ou intermittente. En tenant la trémie constamment pleine, on arrête assez bien les dégagements de l'appareil; s'il en était autrement, en allongeant la trémie, on peut la conduire dans une pièce voisine de l'atelier de fabrication et c'est dans cette pièce inhabitée que le dégagement se fait sans nuire aux ouvriers. L'enlèvement a lieu sans qu'il y ait besoin de démasquer l'orifice d'évacuation, à condition qu'on précipite le produit pulvérulent dans un compartiment spécial ou dans un ajutage au fond duquel se trouve l'orifice de sortie. On doit avoir soin d'adapter assez bien le col de l'organe récepteur (sac ou baril) au tuyau de décharge pour que la jonction entre eux soit complète. Il est bon de faire usage d'alcôves ventilées pour obtenir l'embarillage automatique sans dégagement de poussières.

Les arrosages, c'est-à-dire l'humectation des poussières ou des matières qui les produisent, constitueraient un bon moyen pour éviter la diffusion des éléments pulvérulents dans les ateliers. Ce système d'opération par voie humide doit être réalisé toutes les fois que la nature et la qualité des produits à obtenir ne s'y opposent pas.

L'emploi de masques, gants et autres appareils individuels dans les industries où les ouvriers sont exposés à l'action pernicieuse des poussières présente des avantages et il est bon d'en recommander l'usage. Toutefois, ces moyens de protection sont insuffisants, car l'ouvrier ne s'y soumet qu'avec répugnance et met une sorte de point d'honneur à s'en affranchir. Les meilleurs systèmes sont ceux qui, par leur automatisme, laissent tout à fait en dehors le libre arbitre des travailleurs.

Section II. — Gaz.

Un grand nombre de gaz dégagés dans les opérations industrielles exercent une influence délétère sur l'organisme.

Les uns, comme l'oxyde de carbone, l'hydrogène arsénié, l'hydrogène sulfuré, occasionnent la mort par empoisonnement.

D'autres, comme le gaz carbonique, le gaz d'éclairage, le chlore, peuvent tuer par asphyxie, c'est-à-dire par insuffisance ou cessation complète de l'oxygénation du sang.

Il y en a qui agissent à la fois comme toxiques et comme irrespirables. Tel est l'acide sulfureux.

§ 1er. — *Oxyde de carbone.*

C'est un gaz éminemment délétère, d'autant plus dangereux que son manque d'odeur ne permet pas d'en reconnaître la présence. C'est à lui et non à l'acide carbonique qu'il faut attribuer les effets toxiques résultant de la respiration d'un air vicié par la combustion du charbon. Les expériences de Leblanc ont en effet montré qu'un chien périt instantanément dans une atmosphère renfermant 4 à 5 p. 100 d'oxyde de carbone, tandis qu'il peut vivre quelques moments dans un espace contenant 30 p. 100 d'acide carbonique.

Un ou deux centièmes d'oxyde de carbone rendent l'air mortel. Il résulte de là que l'emploi des fourneaux et des poêles mobiles dont le tirage est insuffisant constitue un danger permanent pour ceux qui les utilisent.

On constate des empoisonnements par l'oxyde de carbone dans les usines métallurgiques et les fonderies de fer, surtout quand on laisse les gaz se dégager à la partie supérieure des hauts fourneaux. Un progrès est réalisé par l'installation des récupérateurs qui recueillent les gaz du gueulard et utilisent la chaleur qu'ils produisent en brûlant pour chauffer l'air que l'on doit insuffler à la partie inférieure du haut fourneau. On obtient ainsi une économie de combustible, une marche plus régulière, et l'hygiène y trouve son compte.

Dans les verreries, l'adoption générale de hottes bien établies et correspondant aux deux ouvertures du four d'étendage par lesquelles débouchent les flammes serait une chose extrêmement désirable. Faute de cela, l'air ambiant, bleu noirâtre et âcre, est toujours chargé de fumée, ce qui n'a rien d'étonnant, attendu que la plus modeste usine répand, dans l'atmosphère de l'étendage, tous les produits de la combustion incomplète à flamme réductrice d'au moins 600 kilogr. de charbon par heure. Malheureusement, ces hottes coûtent cher de construction à cause des grandes dimensions qu'elles exigent et du nombre qu'il en faut. D'autre part, elles donnent prise aux dépôts de poussières, surtout si les parois n'en sont pas fort redressées. De là la nécessité d'un entretien convenable si l'on veut éviter qu'aux jours de grand vent il se produise des dégradations par le fait de la poussière venant piquer les feuilles de verre rougies et molles, en y adhérant.

Par analogie complète avec les fours d'étendage, les fours à réchauffer et ceux à recuire des cristalleries (dont la flamme fumeuse se répand au dehors, parce qu'ils ne comportent pas et ne peuvent comporter de cheminée) nécessitent l'établissement de hottes assez larges et assez basses.

L'expansion de la fumée et des gaz de combustion de la houille est aussi une sujétion des forges, où cependant les hottes ont pris naissance depuis un temps immémorial. La faculté devant être réservée au forgeron d'approcher de son feu des pièces de fer aux formes encombrantes, la hotte doit être placée très haut. Du moins en est-il ainsi dans les ateliers de construction, sinon chez les maréchaux ferrants. Par le fait même, elle perd son utilité, à moins de s'élargir beaucoup, ce qui devient onéreux. On pourrait peut-être la faire à panneaux articulés, susceptibles de battre en retraite quand des pièces de dimension exceptionnelle sont à présenter au feu. A ce moment seulement, la fumée se répandrait dans l'atelier.

Parmi les opérations industrielles qui donnent encore lieu à des dégagements d'oxyde de carbone, on peut citer le gazage des fils, et le grillage des tissus. Dans un atelier contenant trois métiers à gazer, nous avons trouvé, malgré des cheminées d'appel pratiquées dans le plafond, l'atmosphère surchargée d'une telle fumée que les ouvrières étaient continuellement secouées par une toux sèche et fatigante. On peut apporter une amélioration sensible à ces milieux viciés par l'augmentation du volume d'air, par des portes d'appel ou par une ventilation plus puissante. Mais le seul moyen vraiment efficace consiste à installer, au-dessus des brûleurs mêmes, des appareils évacuant directement au dehors les produits de la combustion.

Les foyers de l'industrie employés pour la préparation du bronze et des autres alliages exposent les ouvriers qui travaillent au voisinage à l'action nocive de l'oxyde de carbone et des autres gaz, vapeurs toxiques et poussières, qui prennent naissance dans le cours du travail. Des ouvertures pouvant se fermer à volonté ou obturées seulement par des jalousies à planchettes fixes doivent être pratiquées dans le plafond des ateliers. Dans le cas où l'un de ces ateliers serait situé au-dessous d'une autre salle de travail, il devra être établi une cheminée servant à l'échappement des produits de la combustion dans les fourneaux, poêles, etc., et une cheminée d'aérage spéciale pour entraîner au dehors les fumées prenant naissance pendant la fusion.

Il se produit encore des gaz tenant leur toxicité à la présence d'un peu d'oxyde de carbone dans les ateliers de coupage des verres de lampe, dans les fours de fabriques de ciment, dans les séchoirs à brasiers non munis de cheminée, dans les étuves chauffées au moyen de poêles en fonte, dans les chambres de repassage lorsque les poêles à chauffer les fers ne sont pas suffisamment éloignés, dans les ateliers d'apprêts de soierie où l'on sèche l'étoffe en faisant passer au-dessous d'elle des chariots contenant du charbon de bois brûlant à l'air libre. Pour parer aux dangers d'empoisonnement, il faut conduire à l'extérieur les gaz délétères soit par des cheminées aspirantes, soit par une ventilation efficace. Des précautions doivent être prises pour que les ouvriers asphyxiés puissent être vite exposés à l'air.

Les symptômes de l'intoxication sont les maux de tête et les vertiges. Le meilleur moyen de combattre ses effets est de transporter le malade au grand air et de lui faire respirer de l'oxygène pur.

§ 2. — *Gaz carbonique.*

Ce gaz est irrespirable ; l'asphyxie résulte de ce que la présence d'un excès d'acide carbonique empêche celui du sang veineux de s'éliminer dans les poumons et peut provoquer l'asphyxie.

L'absorption peut également avoir lieu par la peau et déterminer alors les mêmes accidents que quand elle se fait par les poumons. Dès que la proportion de gaz carbonique atteint 15 à 20 p. 100, l'air qui le renferme devient dangereux à respirer.

Les atmosphères viciées par de l'acide carbonique provenant de la fermentation des matières organiques sont dangereuses ; on les rencontre dans les brasseries, les distilleries, les sucreries, les raffineries, les amidonneries, les féculeries, etc.

Il est facile de reconnaître si une atmosphère confinée renferme trop de gaz carbonique pour que l'on puisse y pénétrer sans danger ; il suffit d'y plonger une bougie allumée : elle s'éteint pour une proportion de gaz carbonique bien inférieure à celle qui est nécessaire pour être dangereuse

L'acide carbonique à l'état gazeux comme à l'état liquide est susceptible de nombreux usages. Il fait mousser le cidre, la bière et le vin de Champagne ; il est constamment employé pour la fabrication des eaux de Seltz artificielles.

L'acide carbonique liquéfié sert pour comprimer l'acier fondu pendant son refroidissement dans les moules, comme force motrice pour les pompes à incendie ou les torpilles et pour la production de basses températures par son évaporation, soit seul, soit mélangé à l'éther. Aussi se prépare-t-il en grandes quantités.

Fabrication de l'acide carbonique. — Pour obtenir l'acide carbonique, on a recours dans l'industrie, suivant les cas, à l'un des trois procédés suivants :

1° On fait brûler du charbon au contact d'un grand excès d'air et si l'on a besoin d'acide carbonique pur, comme cela est nécessaire pour l'obtenir liquéfié, on envoie le mélange gazeux dans une dissolution de carbonate de sodium, puis on décompose, par la chaleur, le carbonate acide obtenu.

2° On décompose par la chaleur le carbonate de chaux.

$$CO^3Ca = CO^2 + CaO.$$

3° On décompose la craie par l'acide sulfurique; on empêche le dépôt de sulfate de calcium en opérant avec des appareils munis d'agitateurs mécaniques.

§ 3. — *Hydrogène sulfuré.*

L'hydrogène sulfuré est un violent poison, même lorsqu'il est mélangé à une grande quantité d'air. Son odeur fétide avertit de sa présence lorsqu'il est en très petite quantité, mais quand il se produit subitement en grande abondance, son action est instantanée. Les ouvriers tombent sans connaissance avant d'avoir pu faire un pas pour fuir ce fléau qu'ils appellent *le plomb*. Ce dernier fait se constate surtout au moment de l'ouverture des fosses d'aisances où l'hydrogène sulfuré existe en combinaison avec l'ammoniaque à l'état de sulfhydrate aussi dangereux que lui. Poincaré a constaté que tous les individus ne sont pas également influencés dans une atmosphère chargée de ce gaz; tandis que certains ouvriers tomberont comme foudroyés, d'autres se plaindront seulement de malaise général et de lourdeur d'estomac. Toutefois, l'action devient de plus en plus sensible à mesure qu'on s'y expose. Quand on n'a pas éprouvé d'accident grave au début, on finit, à travers les années, par tomber dans un état cachectique caractérisé par des pesanteurs d'estomac, la décoloration des muqueuses, une teinte jaune-paille de la peau, une faiblesse générale et des éruptions furonculeuses.

Des dégagements d'hydrogène sulfuré sont à craindre :

Dans les usines à gaz lors du curage des gazomètres et de l'extinction du coke ;

Dans les usines ammoniacales où l'on traite les eaux de condensation des usines à gaz et les eaux vannes des vidanges ;

Dans les travaux de curage et de réfection des fosses d'aisances et des égouts, de nettoyage des chaudières à vapeur, de réparation des piscines et de nettoyage des conduits de sources sulfureuses ;

Dans l'exploitation des marcs ou charrées de soude ;

Dans les savonneries où l'on consomme de la soude brute chargée de sulfures qui sont décomposés par les matières grasses ;

Dans la fabrication de la soie artificielle au moment où l'on plonge les écheveaux dans un bain de sulfure de calcium ayant pour but d'enlever à la soie les dangers d'explosion et de grande inflammabilité ;

Dans la fabrication du sulfure de carbone par suite de l'action du soufre sur l'hydrogène du charbon ;

Dans la préparation de l'oxychlorure de plomb, du sulfure de sodium, du bleu de Prusse, du bleu d'outre-mer, du sulfocyanate d'ammoniaque.

Usines à gaz. — Le nettoyage des cuves de gazomètres a donné lieu à des accidents graves et souvent mortels dus selon toute probabilité à un mélange d'hydrogène sulfuré et d'acide carbonique, puisqu'on est arrivé à supprimer tout danger en épuisant l'air vicié au moyen de sulfate de fer et d'un lait de chaux.

L'extinction du coke dans les usines à gaz produit des quantités abondantes de vapeur d'eau chargée d'hydrogène sulfuré, de gaz ammoniac et d'autres vapeurs dangereuses. On assainit cette opération en utilisant l'appareil suivant imaginé par Darcet :

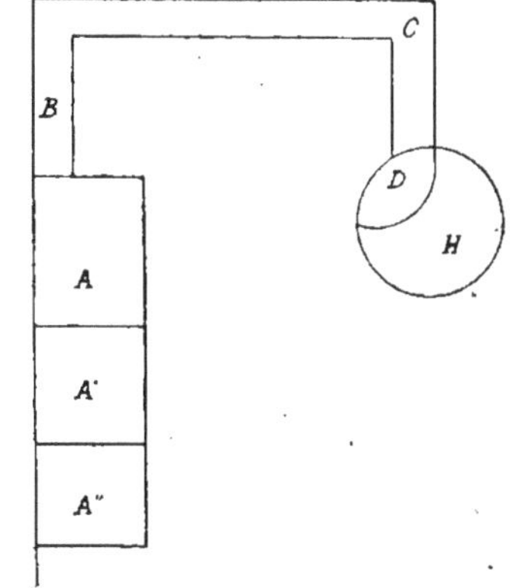

Fig. 5. — Appareil Darcet pour extinction du coke.

A, A', A'', sont trois cases en briques fermées sur trois côtés. Le coke sortant des cornues y est porté sur des chariots en fer. Des trémies plates en tôle percées de trous sont descendues sur le coke et de l'eau est versée rapidement sur cette trémie au moyen de tuyaux à robinet d'un gros diamètre. Les gaz fétides dégagés par l'extinction sont emportés au travers de larges ouvertures B communiquant avec un vaste carneau souterrain C et amenés finalement par la cloison D, qui s'élève jusqu'à 10 mètres de hauteur dans la cheminée H de l'usine. (*Dict. des Arts et Manufactures,* de M. Ch. Laboulaye.)

Usines ammoniacales. — Pour prévenir les dégagements d'hydrogène sulfuré dans les opérations qui ont pour but de retirer les sels ammonicaux des eaux vannes des usines à gaz ou des vidanges, on doit traiter d'abord ces eaux par la chaux avec laquelle on les fait barboter dans des chaudières. L'hydrogène sulfuré se fixe sur celle-ci et reste dans la liqueur à l'état de sulfure de calcium. On traite ensuite les eaux avec les acides et de cette façon on obtient les sels ammoniacaux, non sans dégagements insalubres, mais avec des proportions beaucoup moindres d'hydrogène sulfuré.

En Angleterre, dans les fabriques de sels ammoniacaux, l'acide sulfhydrique est brûlé par un foyer. Dans quelques usines à transformation des matières fécales, on met en usage les deux procédés.

Les eaux vannes sont d'abord traitées à la chaux, puis distillées et traitées par l'acide sulfurique. Les vapeurs nauséabondes qui se dégagent sont ensuite refroidies et lavées en passant dans une colonne d'absorption, et l'acide sulfhydrique contenu encore dans le dégagement est brûlé dans un foyer. Il est facile de reconnaître la flamme bleue de ce gaz à travers un hublot disposé au-devant du fourneau. (*Hygiène de l'arrondissement de Lyon,* par le docteur Lacassagne.)

Dans l'extraction des vidanges par aspiration, l'hydrogène sulfuré est également décomposé par le feu. Les gaz sont brûlés par le foyer de la machine à vapeur qui fait le vide dans les tonnes.

Ce procédé de destruction de l'hydrogène sulfuré n'est pas nouveau. Parent du Châtelet l'avait employé dans le curage de l'égout Amelot. L'égout infecté était mis en communication avec un fourneau qui brûlait le gaz à mesure qu'il se dégageait.

Travail dans les fosses d'aisances. — Avant d'effectuer un travail quelconque dans les fosses d'aisances, il faut détruire le sulfhydrate d'ammoniaque qui se produit en abondance au moment de l'ouverture des fosses avec une dissolution de sulfate de fer ou à l'aide de sulfate de fer en cristaux. Le sulfate de zinc et le chlorure de zinc sont encore plus efficaces.

Nettoyage des chaudières à vapeur. — Le dégagement d'hydrogène sulfuré auquel donne lieu parfois le nettoyage des chaudières à vapeur résulte de la décomposition de l'eau par les matières organiques, qui constituent avec les substances salines les dépôts intérieurs. Il est indispensable d'attacher l'ouvrier chargé de ce travail avec une ceinture de sûreté et de placer à l'ouverture des trous d'homme un guetteur qui puisse l'enlever immédiatement. On peut en même temps introduire dans les chaudières des substances capables d'aspirer rapidement l'hydrogène sulfuré : bioxyde de manganèse, bioxyde de plomb.

Réparation des piscines. — Les eaux minérales dites eaux sulfureuses, telles que celles d'Aix en Savoie, de Bagnères-de-Luchon, de Barèges, d'Enghien, dégagent constamment de l'acide sulfhydrique provenant de l'action de l'acide carbonique de l'air ou du sol sur les sulfures alcalins qu'elles contiennent. De là le danger d'intoxication auquel sont exposés les ouvriers qui réparent les piscines ou nettoient les conduites. La ceinture de sûreté permettant de retirer immédiatement les ouvriers du milieu délétère est à recommander.

Exploitation des marcs de soude. — La fabrication de la soude par le procédé Leblanc donne un résidu insoluble, marc de soude ou charrée de soude, contenant à l'état de sulfure de calcium tout le soufre du sulfate de soude employé. Ce résidu très encombrant dégage, sous des influences diverses, de l'hydrogène sulfuré qui occasionne souvent de graves accidents. De plus, en s'oxydant à l'air, il se transforme en bisulfure soluble et donne ces liqueurs jaunes qui, en arrivant dans les rivières, rendent les eaux infectes.

Aussi a-t-on cherché à utiliser ces résidus. M. Mond, d'une part, MM. Schaffner et Helbig, d'autre part, sont arrivés par deux méthodes différentes à régénérer le soufre contenu dans les marcs de soude.

Le procédé Mond consiste à oxyder les marcs dans le bac même à lixiviation par un courant d'air injecté par le fond. L'oxydation et les lessivages sont répétés plusieurs fois et les lessives, traitées par de l'acide chlorhydrique faible, déposent du soufre. Ces opérations donnent lieu à des dégagements d'acide sulfureux et d'hydrogène sulfuré que MM. Gluckelberger et M. Kolb sont arrivés à rendre insensibles en réglant convenablement l'oxydation.

Dans le procédé Schaffner et Helbig, on traite les marcs en présence de l'eau par le chlorure de magnésium. L'hydrogène sulfuré qui en résulte, arrivant avec de l'acide sulfureux provenant du grillage des pyrites dans un bain de chlorure de calcium, donne par double décomposition uniquement du soufre et de l'eau. On évite les dégagements d'hydrogène sulfuré en opérant en appareil clos et en évitant toute fissure des tubes de conduite.

Savonneries. — Quelques rares savonniers utilisent encore une soude brûlée, fabriquée spécialement pour eux par le procédé Leblanc. Cette soude est toujours chargée de sulfure qui, décomposé par les matières grasses, donne lieu à des dégagements dangereux d'hydrogène sulfuré. Il serait à désirer que la soude caustique solide de l'industrie remplaçât partout la soude brute.

Fabrication de la soie artificielle. — L'immersion des écheveaux de soie artificielle dans un bain de sulfure de calcium produit des dégagements d'acide sulfhydrique, dont on éviterait l'action délétère sur les ouvriers en plaçant les bacs de trempage sous des hottes munies de rideaux vitrés et mises en communication avec une bonne cheminée d'appel.

Fabrication du sulfure de carbone et de quelques produits chimiques. — Dans la fabrication du sulfure de carbone, il se forme des quantités considérables d'hydrogène sulfuré. On s'est contenté pendant longtemps de les brûler sur un foyer incandescent, mais on avait l'inconvénient d'obtenir une grande quantité d'acide sulfureux très gênante et très insalubre. Chez MM. Deiss et Odet, à la Mouche, on a obtenu un excellent assainissement en annexant à la fabrication principale du sulfure de carbone une petite fabrique d'acide sulfurique qui utilise tout l'acide sulfureux résultant de la combustion de l'hydrogène sulfuré.

La préparation de quelques produits chimiques, notamment celle du sulfocyanate d'ammoniaque par l'action du sulfure de carbone sur l'ammoniaque et celle de l'oxychlorure de plomb par l'action de l'acide chlorhydrique concentré sur le sulfure de plomb naturel donnent lieu à de grandes quantités d'hydrogène sulfuré qu'on est arrivé à détruire au moyen de l'acide sulfureux.

On a appliqué industriellement la décomposition en eau, soufre et acide pentathionique de volumes égaux d'acide sulfureux et d'hydrogène sulfuré dans de l'eau tiède. A cet effet, on brûle dans des appareils bien établis une partie de l'hydrogène sulfuré avec de l'air en quantité suffisante pour former la proportion d'acide sulfureux nécessaire à la production du soufre par sa réaction sur l'hydrogène sulfuré.

A Chauny et dans d'autres grandes usines, l'opération s'exécute dans des fours spéciaux avec une précision très grande. Le soufre formé est condensé dans une chambre en briques. L'excès d'acide sulfureux est absorbé par une solution alcaline et le gaz résidu est dirigé dans la cheminée. Un aspirateur placé à la sortie du condensateur à soufre attire le gaz dans la liqueur alcaline.

§ 4. — *Hydrogène arsénié.*

C'est le plus dangereux de tous les dégagements industriels. Il donne lieu brusquement à un sentiment d'oppression et d'angoisse très vives. D'après Eulenberg, 2 à 3/1 000 rendent l'air toxique.

Les faits d'intoxication industrielle dus à ce gaz si dangereux se sont produits lors de la fabrication de l'hydrogène par la réaction de l'acide sulfurique du commerce, qui contient toujours un peu d'acide arsénieux, sur le zinc qui renferme lui-même une petite quantité d'arsenic.

Les ouvriers en chambre, occupés à préparer de l'hydrogène pour gonfler les ballons en caoutchouc à l'usage des enfants ont été les plus éprouvés. Un accident s'est produit à Lyon dans la fabrication de l'hydrogène utilisé pour alimenter les chalumeaux aérhydriques (docteur Lacassagne).

Le meilleur moyen pour éviter l'action toxique de l'hydrogène arsénié est de l'absorber en faisant passer l'hydrogène impur dans un tube en U renfermant du sulfate d'argent.

L'hydrogène arsénié accompagne très souvent l'hydrogène sulfuré. La combustion dans les foyers employés pour celui-ci convient parfaitement au premier de ces gaz qui forme, en brûlant, de l'eau et de l'acide arsénieux beaucoup moins dangereux que lui.

§ 5. — *Gaz sulfureux.*

Ce gaz est incolore et d'une odeur suffocante. Il provoque la toux et produit une irritation chronique des muqueuses.

Parmi les opérations industrielles qui exposent les ouvriers à son action, la plus fréquente est le blanchiment de la laine, de la paille, de la soie, des plumes, des duvets, des soies de porc et de sanglier, du crin à pêcher, des cordes harmoniques, des boyaux, de la baudruche, de la colle de poisson.

Pour blanchir la laine, on commence par la laver, puis on la suspend, encore humide, sur des traverses de bois horizontales, dans une grande chambre ou soufroir, sur le sol de laquelle on enflamme du soufre contenu dans des terrines. L'acide sulfureux produit se dissout dans l'eau qui humecte les filaments et y détruit la matière colorante. L'exposition à l'air et un lavage font disparaître l'excès d'acide.

L'inhalation des vapeurs sulfureuses est à craindre au moment où avec une tige de fer rougie on enflamme le soufre des terrines et surtout quand les ouvriers pénètrent dans les chambres une fois le soufrage terminé.

On assainit le travail :

1° En introduisant la tige de fer rougie à travers de petits trous percés dans les parois du soufroir et immédiatement après que le soufre est enflammé ;

2° En ne permettant l'entrée dans les chambres que lorsque les derniers vestiges de vapeurs nuisibles auront été évacués.

On réalise cette seconde condition en ménageant à la partie supérieure du soufroir une trappe qui sera ouverte ainsi que toutes les portes à la fin de l'opération. Il s'établira un courant d'air qui chassera le gaz sulfureux avant l'entrée des ouvriers.

On peut encore condenser les vapeurs en suspension avec une projection de vapeur d'eau. Mais le meilleur système et surtout le plus rapide consisterait à fixer l'acide sulfureux en excès avec des solutions alcalines ou du bioxyde de plomb dont le prix assez élevé est le seul inconvénient.

Dans quelques délainages, on étend les peaux dans des étendoirs à air chaud traversés par les vapeurs sulfureuses qui proviennent du blanchiment de la laine. Souvent même l'étendage s'opère au milieu de ces vapeurs. Ce système doit être formellement condamné, d'autant plus que le travail en question est presque toujours effectué par des enfants.

Certaines fabriques de balais présentent de sérieux dangers en raison des émanations sulfureuses des pailles nouvellement soumises au blanchiment. L'odeur est si forte, qu'elle provoque chez les ouvriers une toux opiniâtre et de fréquents saignements de nez. Cette situation regrettable provient de l'introduction de la paille dans l'atelier aussitôt après son blanchiment. Pour assainir le travail et mettre les ouvriers à l'abri des vapeurs d'acide sulfureux et d'hydrogène sulfuré, il suffit de n'apporter les pailles blanchies à l'atelier qu'après les avoir exposées pendant vingt-quatre heures à un courant d'air. On peut encore, à l'imitation des deux fabricants de Grisolles (Tarn-et-Garonne), ne procéder au blanchiment qu'après fabrication du balai.

Nous ne terminerons pas ce qui a trait au blanchiment sans dire que les étuves de soufrage doivent satisfaire aux deux conditions suivantes :

1° Être situées hors des ateliers ;

2° Être parfaitement closes tout le temps que dure le soufrage.

Il se produit encore des vapeurs sulfureuses dans l'extraction du soufre, la fabrication du sulfure de sodium, du sulfure d'arsenic, de l'hyposulfite de soude, des allumettes soufrées, le soufrage des tonneaux et des foudres, la fabrication de la glace par le procédé Pictet, la fabrication de l'acide sulfurique.

Extraction du soufre. — C'est principalement dans l'extraction du soufre par le procédé des calcaroni que les ouvriers sont exposés. Les chauffeurs, retenus pendant des mois entiers auprès de ces amas de minerais de soufre en combustion, éprouvent des commencements d'asphyxie particulièrement lorsqu'ils s'endorment au voisinage des meules.

La destruction des meules est l'opération la plus pénible, surtout lorsqu'on l'effectue immédiatement après qu'il ne s'écoule plus de soufre par la morte. L'emploi d'un masque est ici le seul moyen d'assainir le travail.

Il serait à désirer que ce procédé d'extraction, si défectueux au point de vue de l'hygiène, fût remplacé à brève échéance par la fusion du minerai dans des appareils fermés où l'on fait arriver de la vapeur d'eau, à la pression de quatre atmosphères. Les essais tentés dans ce but sont en bonne voie de réussite. Le rendement est doublé, mais le minerai ne peut plus être traité à proximité de la mine.

Dans le procédé des doppioni, le soufre est chauffé dans de grands pots en terre communiquant à leur partie supérieure avec d'autres pots semblables, maintenus à la température ambiante. Le soufre distille et est reçu dans des baquets pleins d'eau. C'est au moment du nettoyage des pots qu'il se produit des dégagements sulfureux malsains. Il faut autant que possible ne faire cette opération qu'après complet refroidissement. La même précaution doit être prise pour l'enlèvement des scories qui tapissent les parois des cornues en poterie utilisées pour l'extraction du soufre des pyrites.

Fabrication du sulfure de sodium. — Le sulfure de sodium s'obtient par calcination au four à réverbère du bisulfate de sodium avec le charbon. Ce sulfure de sodium cristallisé et calciné avec du soufre dans des marmites en fonte fournit le polysulfure dit Barèges qu'on coule en plaques. Il se dégage dans ces manipulations des gaz sulfurés qu'on doit laver de façon qu'il y ait absorption complète des produits solubles, puis diriger dans la grande cheminée de l'usine qui doit être à cet effet mise en communication avec les appareils producteurs.

Fabrication du sulfure d'arsenic. — Pour obtenir le sulfure d'arsenic, on chauffe l'acide arsénieux avec du soufre brut dans des chaudières en fonte, surmontées d'un cylindre large se raccordant à un tube de dégagement qui communique avec une chambre de dépôt en tôle et des laveurs. Les précautions à prendre sont très importantes, car à l'action des vapeurs sulfureuses s'ajoute l'action plus délétère encore des vapeurs et des poussières arsenicales. Il convient de n'utiliser que des appareils hermétiquement clos, engagés sous des hottes basses munies de fort tirage. Les chaudières doivent, par l'intermédiaire des chambres de dépôt et des laveurs, communiquer avec la cheminée de l'usine. Elles ne devront être ouvertes qu'après un refroidissement absolument complet. Le sulfure d'arsenic sera retiré avec précaution et introduit dans des broyeurs fermés hermétiquement et placés sous une hotte à fort tirage.

Fabrication de l'hyposulfite de soude. — La fabrication de l'hyposulfite de soude emploie comme liquides de l'eau et certains des produits du lavage des gaz obtenus dans la fabrication des sulfures de sodium. On y ajoute du soufre et on soumet le mélange chaud à l'action du gaz sulfureux produit en brûlant du soufre. La principale condition à réaliser est de construire l'appareil à production d'acide sulfureux de façon à ne donner ni fuites ni reflux de gaz dans l'atelier au moment où l'on ouvre les portes pour retirer les marmites contenant le soufre à brûler.

Soufrage des allumettes. — Le soufrage des allumettes doit se faire sous une cheminée à hotte creusée dans la muraille. Un ventilateur faisant 500 tours à la minute et logé dans la gaine de fumée exerce une aspiration suffisante sur cette cavité, close latéralement et en arrière. La tête de l'ouvrier se trouve ainsi notablement au-dessus du bord inférieur de la hotte et la respiration des vapeurs sulfureuses n'est guère possible.

Soufrage des tonneaux. — Les mèches soufrées qu'on brûle dans les tonneaux ou dans des foudres ont pour but de prévenir la fermentation du vin et des boissons alcooliques. Ces mèches attachées à l'extrémité d'un fil de fer sont allumées et introduites immédiatement dans les tonneaux ou foudres dont on ferme la bonde. Le gaz sulfureux qui s'accumule dans l'intérieur produit l'effet qu'on a en vue. Lorsqu'on suppose l'opération terminée, on enlève la bonde ainsi que le fil de fer soutenant la partie incombustible de la mèche.

L'ouvrier chargé de ce travail est incommodé par le gaz sulfureux au commencement et à la fin de l'opération pour chaque tonneau. Il peut aussi se faire qu'au cours du soufrage, la force expansive du gaz sulfureux soulève la bonde et quelquefois même brise le tonneau qui répand au voisinage de l'ouvrier un nuage épais de vapeurs acides. Il serait bon, pour éviter l'action délétère de ces vapeurs, que l'ouvrier ait un masque à sa disposition et qu'il s'éloigne pendant que l'opération suit son cours. Toutes les fois que ce sera possible, il y aura avantage au point de vue hygiénique de faire ce travail en plein air, car on ne peut songer ici à installer une hotte aspirante au-dessus des tonneaux de dimensions très variables.

Pour les foudres qu'il serait très ennuyeux et souvent impossible de transporter, le soufrage doit se faire naturellement en cave. Il y a à craindre que, une fois l'opération terminée, le gaz sulfureux ne vienne envahir la cave. On évite tout danger d'asphyxie en ne pénétrant dans la cave qu'après avoir établi par l'ouverture des portes et des soupiraux une ventilation naturelle expulsant au dehors l'air chargé de gaz sulfureux.

Fabrication de la glace. — M. Raoul Pictet utilise l'abaissement de la température que produit l'évaporation de l'acide sulfureux liquide pour fabriquer de la glace. Le gaz, préparé par l'action du soufre sur l'acide sulfurique, est d'abord recueilli dans un gazomètre, puis liquéfié par compression dans un récipient tubulaire. Celui-ci plonge dans une cuve contenant un liquide incongelable (mélange de glycérine et d'eau ou dissolution de chlorure de calcium) et dans laquelle on dispose des vases plats renfermant l'eau à congeler. Au moyen d'une pompe aspirante et foulante, on vaporise l'anhydride sulfureux contenu dans le récipient tubulaire et, par suite, on refroidit le liquide qui l'entoure. En même temps le gaz est envoyé dans un second récipient tubulaire refroidi où il se condense, puis on le fait passer à l'état liquide dans le premier récipient où il est à nouveau vaporisé. On évite l'action du gaz sulfureux en utilisant des appareils très solides, incapables de produire des fuites, et en plaçant au-dessus du récipient tubulaire où l'on vaporise le gaz sulfureux une hotte à fort tirage.

Fabrication de l'acide sulfurique. — Dans la fabrication de l'acide sulfurique avec les dispositifs généralement adoptés, c'est-à-dire les fours à gradins propres à brûler simultanément la pyrite en morceaux et la pyrite en poudre, la tour de Glover revêtue intérieurement de briques siliceuses, les chambres de plomb à cuvette inférieure formant joint hydraulique, la tour de Gay-Lussac assez élevée et remplie de boules en grès ou de briques creuses présentant une grande surface de condensation, les gaz sulfureux ne sont principalement à craindre que dans les trois opérations suivantes :

1° Lorsque l'ouvrier ouvre les portes des fours à pyrite pour faire descendre au moyen d'un ringard les charges sur les différents gradins ;

2° Lorsqu'on a à remplacer les carreaux des regards, c'est-à-dire les carreaux dont la coloration par les vapeurs permet de vérifier la bonne marche de la fabrication ;

3° Lorsqu'on effectue le nettoyage du carneau où les matières pulvérulentes entraînées par le courant gazeux sortant des tours viennent se déposer.

La première de ces opérations n'incommode les ouvriers que lorsque la quantité d'acide sulfureux produite est en excès ou que la préparation ne s'effectue pas normalement. On dit alors que les fours « refoulent ». On évite le reflux du gaz sulfureux en activant le tirage dans tout le système par la mise en communication du Gay-Lussac avec la cheminée de l'usine. Il suffit pour cela d'enlever un ou plusieurs des bouchons qui interceptent en marche normale la conduite reliant la tour de Gay-Lussac à l'un des carneaux de la cheminée. Il se produit ainsi un appel d'air extérieur par les portes des fours, et l'ouvrier peut effectuer sans danger la descente des charges.

Le remplacement des carreaux aux regards qui sont devenus trop sales pour permettre de suivre la marche de la fabrication exposerait le contremaître qui effectue ce travail à une douche de vapeurs sulfureuses et nitreuses, s'il ne prenait pas la précaution préalable de fermer les petits trous par lesquels pénètre l'air nécessaire à la combustion des pyrites. On peut employer à cet effet les bouchons des touries avec la terre glaise ou tout autre obturateur hermétique. Avec ce procédé, un appel d'air de l'extérieur vers l'intérieur de la chambre se produit par l'ouverture du regard et le remplacement du carreau se fait sans danger.

Enfin, pour éviter l'action du gaz au moment du nettoyage du carneau de dépôt des poussières des fours, il suffit de réaliser la fermeture précédente et de mettre le Gay-Lussac en communication avec la cheminée de l'usine.

Les fuites des chambres de plomb peuvent encore produire un reflux de gaz sulfureux et nitreux. Une réparation immédiate effectuée en prenant les mêmes précautions que pour le changement des carreaux supprime ces dégagements.

§ 6. — *Chlore.*

Le chlore respiré même en petites quantités provoque une toux douloureuse et rend la respiration difficile. L'inhalation prolongée occasionne des crachements de sang et des suffocations capables d'amener la mort.

C'est dans la fabrication du chlorure de chaux et dans les industries qui utilisent ce composé que les ouvriers sont le plus exposés aux dangers d'une atmosphère fortement chargée de chlore.

On sait que le chlorure de chaux s'obtient par l'action du chlore sur de la chaux en poudre. Le chlore au sortir des appareils de production traverse, soit un long tube en poterie exposé à l'air où il se refroidit, soit une tour desséchante analogue à celle de Gay-Lussac ou de Glover. Il arrive ensuite dans des chambres de 20 à 25 mètres de longueur et 2 mètres de hauteur contenant la chaux en poudre.

Les opérations les plus nuisibles à la santé des ouvriers sont :

1° Le retournage de la couche de chaux pour faciliter l'absorption du chlore ;

2° L'enlèvement du chlorure de chaux.

Le premier de ces travaux peut être rendu inoffensif en substituant à la pelle des râteaux intérieurs maniés du dehors. Le second est plus difficile à assainir. On recommande d'ouvrir à l'avance les portes des chambres pour en rendre l'air respirable. Ce procédé est mauvais, car les vapeurs de chlore se répandent dans les ateliers. De plus, comme il occasionne une perte de temps préjudiciable au chef d'industrie, il serait rarement suivi. Un meilleur système consiste à mettre les chambres en communication avec la cheminée de l'usine par un tuyau de conduite muni d'un registre. Un peu avant d'entrer dans la chambre, on ouvre le registre et l'on entr'ouvre la porte. Il s'établit alors un courant d'air actif qui entraîne le chlore dans la cheminée.

Pour rendre le dégagement des chambres à chlore moins dangereux, M. Kolb a placé à la tête des chambres un ventilateur qui fait passer l'air chargé de chlore sur des marcs de soude qui absorbent rapidement tout l'élément chloré avant l'entrée des ouvriers dans les chambres.

Mais le mieux est de faire tomber le chlorure de chaux par une ouverture de défournement ménagée dans le sol de la chambre et d'opérer l'embarillage mécaniquement et en appareil clos.

La fabrication de l'eau de javelle, des chlorures de soufre, des chlorures d'étain, du perchlorure de fer, peut aussi exposer les ouvriers à l'action délétère des vapeurs chlorées.

Les dégagements sont à craindre :

1° Lorsqu'il se produit des fuites soit dans les conduits qui amènent le chlore, soit dans les appareils de réaction ;

2° Au moment du changement des touries, et lors de la vidange des solutions du chlorure de manganèse rendue nécessaire après chaque opération lorsqu'on fait usage du procédé Scheele.

Le meilleur système pour assainir les ateliers est de les ventiler énergiquement. Seulement, au lieu de placer les ventilateurs aspirants à la partie supérieure de l'atelier, il faut les mettre au niveau du plancher, car le chlore, en raison de sa grande densité, tend à se rabattre sur le sol.

On peut encore installer, en haut des ateliers, des ventilateurs soufflants, rabattant les émanations chlorées sur le sol arrosé fréquemment avec une solution ammoniacale qui absorbe les moindres traces de chlore.

Les mêmes précautions doivent être prises lors du traitement des chiffons par le chlore. Une ou deux touries d'ammoniaque seront placées dans chaque atelier pour être répandues sur le sol en cas de dégagement subit de chlore ou d'acide chlorhydrique.

§ 7. — *Gaz ammoniac.*

Le gaz ammoniac est incolore, d'une odeur vive et piquante.

Une atmosphère purement ammoniacale peut causer l'asphyxie. On a constaté que les animaux ne supportent pas sans danger un mélange d'ammoniaque et d'air à 10 p. 100. Cette proportion est rarement atteinte dans les ateliers industriels, car l'ammoniaque est un produit qui a de la valeur et qu'on est intéressé à recueillir au lieu de le laisser s'accumuler dans les salles de travail. Ce n'est qu'à la suite d'une rupture des bouteilles, serpentins, tuyaux ou corps de pompe qui le contiennent que l'on a à craindre l'intoxication ammonicale.

En marche normale, on ne constate le plus souvent que les effets locaux de l'ammoniaque sur la muqueuse oculaire.

Les sources industrielles les plus importantes de gaz ammoniac sont : les fabriques de sels ammoniacaux, les appareils de réfrigération par l'ammoniaque, les usines à gaz, la fabrication de la soude par le procédé Solvay.

En principe, c'est la condensation dans l'eau qui est le moyen le plus efficace, quand il est applicable, pour se débarrasser de l'ammoniaque, à la condition de recueillir cette eau et de l'utiliser. On sait en effet que l'eau en dissout à la température ordinaire plus de 1000 fois son volume.

Fabrication du sulfate d'ammoniaque. — La fabrication du sulfate d'ammoniaque en traitant les eaux vannes par l'acide sulfurique donne lieu à des dégagements malsains qu'on peut facilement éviter en faisant usage de l'appareil clos installé par M. Burelle à l'usine de Saint-Fons.

Dans une vaste chambre construite en briques, grès et ciment à peu près cubique et de 5 à 6 mètres dans chacune de ses dimensions, avec regard et porte en tôle garnie de plomb sont installés les bacs d'acide. Ces bacs au nombre de huit doublés de plomb sont disposés en deux séries. Un petit chemin de fer conduit, dans l'intervalle des bacs, les wagonnets qui recueillent le sulfate après chaque opération. L'acide sulfurique est versé par un entonnoir en dehors de l'appareil qui le distribue aux bacs par huit conduits spéciaux. Un autre conduit amène dans l'appareil les vapeurs ammoniacales. Le barbotage se fait sans que les vapeurs nauséabondes se répandent dans l'atelier. Celles-ci sortent de l'appareil par un conduit qui les fait arriver à une tour d'absorption remplie de briques en ciment, où elles sont refroidies et condensées par des projections d'eau très abondantes. (Dr Lacassagne, *Hygiène de l'arrondissement de Lyon.*)

Dans quelques fabriques de sulfate d'ammoniaque, on se contente de placer, au-dessus des bacs à acide sulfurique, des hottes mobiles qui entraînent les gaz ammoniacaux et les vapeurs non absorbées dans un réfrigérant et de là sous le foyer des générateurs. En ce cas, il ne faut jamais faire arriver les vapeurs dans un bac de vidange ouvert pour une raison quelconque, et la tuyauterie doit être disposée de manière que, pendant qu'un bac sera ouvert, toutes les vapeurs soient conduites dans un autre bac de saturation.

Appareils de réfrigération. — Dans les appareils de réfrigération, il faut rendre les dangers des fuites d'ammoniaque aussi minimes que possible.

A cet effet, il est nécessaire de créer, aux abords immédiats des détendeurs, des portes de sortie permettant l'évacuation rapide. Il convient en outre de garnir les salles de machines de prises d'eau avec lance, pour condenser les fuites d'ammoniaque et en outre d'avoir toujours à la porte de sortie un appareil de sauvetage avec masque.

Fabrication de la soude. — Dans la fabrication de la soude par le procédé Solvay, il se répand du gaz ammoniac dans les salles où se trouvent les absorbeurs.

Poincaré a constaté que les ouvriers ont des furoncles, des ulcérations de la peau et des irritations très fortes de la conjonctive. Une ventilation artificielle très énergique combinée avec une projection d'eau pulvérisée sur les parois de l'absorbeur et l'humectation du sol et des murs assainiraient ces ateliers.

§ 8. — *Hydrogène.*

L'hydrogène n'est pas respirable, sans être pour cela vénéneux. L'asphyxie ne provient que du manque d'oxygène, car MM. Regnault et Reiset ont montré que les animaux peuvent vivre dans une atmosphère formée de 1/5e d'oxygène et 4/5es d'hydrogène.

Gonflement des aérostats. — L'hydrogène est quelquefois employé pour gonfler des aérostats. Jusqu'à ces dernières années, on le préparait dans ce but, soit par la décomposition de l'eau au moyen du fer au rouge, soit par le fer ou le zinc et l'acide sulfurique. Quelques accidents d'intoxication ont résulté de la présence de l'hydrogène arsénié provenant de l'arsenic que contient le zinc du commerce. A l'établissement aérostatique de Chalais, ce danger est supprimé. On prépare l'hydrogène en décomposant, au moyen d'une machine dynamo-électrique, l'eau rendue conductrice par l'addition d'une certaine quantité de soude.

Préparation du chlorure de zinc. — La préparation du chlorure de zinc, dont la dissolution est utilisée pour la fabrication du ciment métallique, donne lieu à des dégagements d'hydrogène capables de produire un mélange détonant et par suite de dangereuses explosions à l'approche d'une flamme. Pour atténuer les causes du danger, il faut ventiler énergiquement les ateliers et éviter la production de toute étincelle. Le moyen le plus efficace consisterait à effectuer cette préparation en vase clos. La même observation est applicable à la fabrication du sulfate de zinc.

Électrolyse des solutions salines. — Les dégagements d'hydrogène sont aussi à craindre dans les nouvelles industries où l'on a recours à l'électrolyse de diverses solutions salines. En effet, l'eau est toujours décomposée en même temps que la matière dissoute et il se produit du côté de la cathode un dégagement très gênant d'hydrogène. On peut employer, pour se débarrasser de ce gaz, un corps riche en oxygène, l'oxyde de cuivre, par exemple.

C'est ce qui a été fait dans l'électrolyse du chlorure de sodium par le procédé Richardson Holland, où le chlore qui se dégage au pôle positif est utilisé pour la fabrication du chlorure de chaux.

Décapage de la tôle. — Il se dégage de grandes quantités d'hydrogène dans le décapage des feuilles de tôle utilisées pour la fabrication du fer-blanc. Aussi le trempage des tôles dans les acides faibles (sulfurique ou chlorhydrique) ne doit-il se pratiquer que sous des hottes communiquant avec des cheminées d'appel à fort tirage.

Fabrication du sulfate de fer. — La fabrication du sulfate de fer est surtout malsaine quand l'attaque des déchets de fer se fait par de l'acide sulfurique ayant servi à l'épuration du pétrole. Le gaz hydrogène qui se produit a une odeur très désagréable. On évite son action pernicieuse en opérant la réaction dans des bacs à fermeture hydraulique et en amenant les gaz dans un condenseur qui retient la plus grande quantité de la vapeur d'eau entraînée, puis dans des tuyaux garnis de toiles métalliques de cuivre et enfin dans un foyer où ils sont brûlés ; lorsqu'on fait usage d'acide sulfurique neuf, on peut se contenter d'opérer la dissolution du fer dans des cuves surmontées de hottes communiquant avec la cheminée de l'usine.

Salle des accumulateurs. — Enfin les accumulateurs sont le siège de réactions chimiques accompagnées de dégagement d'hydrogène. Il en résulte l'obligation de ventiler convenablement les locaux où ces appareils sont enfermés et de n'y jamais pénétrer avec une lumière à feu nu, ni d'y fumer. On pourrait déterminer l'explosion des mélanges d'hydrogène et d'air qui auraient pu se former et occasionner un accident grave.

§ 9. — *Gaz d'éclairage.*

Le gaz d'éclairage n'est pas un composé défini, c'est un mélange de plusieurs gaz dans des proportions variables avec la nature de la houille employée et la température à laquelle la distillation a été effectuée.

Voici les résultats d'analyse d'un gaz d'éclairage de bonne qualité obtenus par Bunsen :

Hydrogène	45.58
Formène	34.90
Oléfines	6.46
Acide sulfhydrique	0.29
Oxyde de carbone	6.64
Gaz carbonique	3.67
Azote	2.46
	100.00

La distillation de la houille dans les cornues donne un gaz très impur. Aussi est-il nécessaire, après la condensation des produits liquides dans le barillet et le jeu d'orgue, de retenir les vapeurs ammoniacales, les vapeurs de sulfure de carbone ainsi que les acides sulfhydrique, carbonique et cyanhydrique.

A cet effet, le gaz arrive en bas de cylindres de tôle remplis de coke à la partie supérieure desquels s'écoule, en pluie fine, l'eau ammoniacale provenant du réfrigérant. Le passage du gaz à travers le barillet, le réfrigérant et les laveurs produit dans les cornues une augmentation de pression qui pourrait occasionner des fuites.

Il est indispensable de détruire cette pression en plaçant après les laveurs un exhausteur, c'est-à-dire un appareil qui aspire le gaz des cornues et le refoule à travers l'épurateur chimique (masse de Laming) jusque dans le gazomètre.

Il résulte de l'analyse que le gaz d'éclairage est un mélange de plusieurs gaz presque tous irrespirables ou toxiques. La proportion de l'hydrogène sulfuré y est très faible, mais l'oxyde de carbone y entre pour 7 à 8 centièmes; aussi attribue-t-on à la présence de ce gaz l'action du gaz d'éclairage sur le système nerveux. L'acide carbonique et le formène sont responsables des vertiges, des céphalalgies, des vomissements, de l'abattement et de l'anémie auxquels sont sujets les ouvriers employés à la fabrication. Les éruptions papulo-vasculeuses sont dues, d'après Layet, à l'action des vapeurs hydrocarburées.

Les usines à gaz ont été l'objet d'une réglementation spéciale (Décr. 9 févr. 1867) dont les articles 4, 5 et 6 déterminent les prescriptions permettant d'éviter l'influence désastreuse du gaz d'éclairage sur les ouvriers.

« Art. 4. — La ventilation des ateliers de distillation doit être assurée par des ouvertures suffisamment larges et nombreuses, ménagées dans les parois latérales et à la partie supérieure du toit.

« Art. 5. — Les appareils de condensation seront établis en plein air ou dans des bâtiments dont la ventilation est assurée comme celle des ateliers de distillation.

« Art. 6. — Les appareils d'épuration seront placés en plein air ou dans des bâtiments dont la ventilation est assurée, comme celle des ateliers de distillation et de condensation. »

Les ouvriers employés à nettoyer ou à dégager les tuyaux des conduites de distribution ont la mauvaise habitude de souffler dedans ou d'aspirer. Il en est résulté des asphyxies par le gaz qu'ils introduisaient dans la bouche. Aussi faut-il obliger les ouvriers à faire cette opération avec des appareils aspirateurs.

Dans ce dernier temps, l'usage des moteurs à gaz de très grande force (60 et 80 chevaux) s'est développé. Il est nécessaire non seulement pour empêcher la diffusion du gaz dans les salles des machines ou autres ateliers que traversent les conduits, mais encore pour éviter l'explosion possible d'un mélange détonant, de rendre les fuites de gaz aussi minimes que possible et d'assurer comme dans les mines à grisou une ventilation méthodique et énergique.

Pour prévenir les fuites, on peut entourer les conduites principales du gaz et les poches en caoutchouc des machines d'une gaine étanche débouchant à l'air libre et munie à l'orifice de sortie d'un petit ventilateur aspirant. Les gaines des poches en caoutchouc doivent être munies de glaces épaisses permettant de voir leur état de conservation. Ces glaces sont avantageusement protégées par un grillage métallique solide. Quant à la ventilation, elle peut être obtenue par l'emploi d'un ventilateur soufflant, aspirant l'air frais à la partie supérieure de la salle et le rejetant derrière les moteurs. Les orifices de sortie de l'air sont avantageusement munis de ventilateurs aspirants dont le débit total doit être égal à celui du ventilateur soufflant.

SECTION III. — VAPEURS.

Pour éviter la diffusion des vapeurs dans l'atmosphère du travail, on doit recourir à l'emploi de hottes surmontant directement les bacs, cuves ou récipients, d'où partent les dégagements malsains; ces hottes doivent descendre aussi bas que possible et être mises en communication avec un foyer d'appel ou ventilateur mécanique. Lorsque les vapeurs à expulser ont une certaine valeur, on peut faire usage de hottes à la fois aspirantes et condensatrices.

Pour les vapeurs lourdes, on peut, comme pour les poussières, limiter leur champ d'expansion en entourant les points où elles prennent naissance d'enveloppes ayant la forme de chemises à ouverture supérieure, l'aspiration se fait alors *per descensum*, c'est-à-dire de haut en bas, au moyen de ventilateurs à force centrifuge mis en communication directe avec les établis, tables et appareils de travail.

Lorsqu'il est nécessaire d'évacuer à la fois des vapeurs légères et des vapeurs lourdes, on installe des hottes aspirantes pour s'emparer des premières et l'on ménage entre les récipients et la maçonnerie qui les supporte un espace permettant l'appel *per descensum* des vapeurs lourdes.

Comme exemple et pour bien marquer la différence entre l'aspiration *per ascensum* des vapeurs légères et *per descensum* des vapeurs lourdes, nous allons indiquer le dispositif installé par MM. Geneste et Herscher dans les ateliers Christophle.

On soustrait les ouvriers à l'atmosphère chargée de vapeurs acides émises par les récipients A, au moyen des deux dispositions suivantes :

Pour permettre l'enlèvement des vapeurs lourdes, on a ménagé, entre chaque récipient A et la maçonnerie environnante, un intervalle dans lequel on produit un vide artificiel obtenu en injectant de l'air comprimé dans la conduite souterraine BB qui sert à l'évacuation desdites vapeurs.

Pour l'entraînement des vapeurs légères, les récipients sont surmontés d'une cheminée avec une hotte H au sommet de laquelle un jet d'air comprimé produit un entraînement d'air actif.

Les règles générales étant posées, nous examinerons avec quelques détails les vapeurs acides les plus dangereuses, c'est-à-dire les vapeurs nitreuses et nitriques et les vapeurs d'acide chlorhydrique.

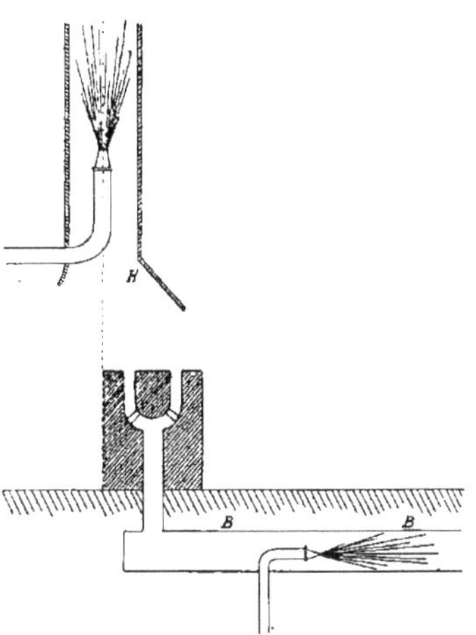

Fig. 6. — Enlèvement des vapeurs lourdes et des vapeurs légères.

Nous dirons ensuite quelques mots d'une catégorie de vapeurs qui joignent à leur action pernicieuse sur l'organisme une grande facilité d'inflammation (vapeurs d'éther, de térébenthine, de benzine, d'alcool, de pétrole).

§ 1er. — *Vapeurs nitreuses et nitriques.*

Ces vapeurs déterminent une toux très violente; lorsqu'elles sont abondantes, elles provoquent une suffocation promptement mortelle. Elles exercent une action cáustique se traduisant par la rougeur de la peau et une vive irritation des bronches. De toutes les vapeurs, ce sont celles qui enflamment le plus la conjonctivite.

Les industries qui exposent les ouvriers à leur inhalation sont les fabriques d'acide nitrique et les nombreuses usines qui font usage de cet acide.

Fabriques d'acide nitrique. — On sait que l'acide nitrique à 40° Baumé s'obtient industriellement en chauffant dans une cornue en fonte des poids égaux d'acide sulfurique à 60° Baumé et d'azotate de sodium.

Pour obtenir des acides plus étendus, on emploie de

l'acide sulfurique étendu et l'on ajoute de l'eau en quantité suffisante dans les appareils de condensation.

Il existe encore quelques établissements où l'installation des appareils est loin d'être au niveau des progrès de l'industrie.

L'azotate de sodium et l'acide sulfurique sont chauffés dans des cylindres reliés chacun à une batterie de bonbonnes en grès, disposées à même sur le sol. Pas de précautions pour absorber les vapeurs nitreuses et le gaz qui, après avoir traversé les bonbonnes de condensation, ne sont pas complètement retenus par la dernière d'entre elles. On se borne à remplacer celle-ci lorsque l'eau qu'elle contient paraît saturée. L'opération du blanchiment de l'acide nitrique est exécutée d'une façon aussi primitive.

Le souci de la santé des ouvriers qui passent la moitié de leur existence dans ce milieu insalubre exige des réformes complètes, notamment dans le procédé de condensation.

Les vapeurs nitreuses et l'acide doivent être absorbées le plus complètement possible. A cet effet, les gaz et les vapeurs sont conduits au travers d'une série de bonbonnes de condensation étayées et finalement absorbés par une colonne de coke dans laquelle coule un filet d'eau se déversant dans la bonbonne supérieure et passant successivement ensuite, par siphonage, dans les autres bonbonnes. On peut même lier la cheminée de dégagement de cette colonne de coke à une autre du même genre où coulerait de l'acide sulfurique qui, recueilli à la partie inférieure, pourrait être utilisé à titre de matière première dans la fabrication.

Des précautions analogues devront être prises dans l'atelier de blanchiment. D'autre part, l'ouverture circulaire que la cornue présente à sa partie supérieure doit être pendant l'opération fermée avec un couvercle bien luté. Enfin des hottes sont à disposer de façon à conduire les gaz et vapeurs qui échapperaient à la condensation et à l'absorption dans la grande cheminée de l'usine.

Usages de l'acide nitrique. — Les opérations industrielles où il est fait usage d'acide nitrique peuvent se grouper en trois classes :

1° La préparation de produits chimiques proprement dits : acide sulfurique, eau régale, nitrates, nitrosulfate de fer, acide oxalique, baryte, baryte caustique ;

2° La fabrication de la plupart des explosifs (acide picrique, coton-poudre, nitroglycérine, fulminate de mercure, nitrobenzine) ;

3° L'affinage et le dérochage des métaux, la gravure sur cuivre.

Fabrication de l'acide sulfurique. — Avec les dispositifs actuellement employés dans la fabrication de l'acide sulfurique, il se dégage très peu de vapeurs nitreuses. L'intérêt du fabricant est de ne pas perdre les produits nitreux et nitriques qui sont les matières coûteuses de son industrie en même temps qu'elles en sont les matières nuisibles. Pourtant, il existe encore quelques établissements où l'on substitue l'emploi d'un jet de vapeur aux filets d'acide sulfurique du véritable système de Gay-Lussac.

Ce procédé, comme celui qui consiste à remplir la tour avec du coke sec ou à faire usage de bonbonnes renfermant les unes du coke, les autres de l'eau et de l'acide sulfurique, doit être interdit non seulement pour sauvegarder l'hygiène du voisinage, mais aussi pour soustraire les ateliers aux émanations nitreuses provenant tant de l'extérieur que de l'intérieur.

Préparation des produits chimiques et des explosifs. — Dans la préparation des produits chimiques et de la plupart des explosifs, on ne doit effectuer les opérations produisant des dégagements de gaz ou de vapeurs que sous des hottes munies d'excellents systèmes d'aspiration. Les étuves à dessécher doivent également être ventilées et un courant d'air sera établi un peu avant que les ouvriers aient à opérer le chargement ou le déchargement d'une partie ou de la totalité de leur contenu.

Fabrication de la murexide. — La fabrication de la murexide donne lieu à un mélange de vapeurs nitreuses, chlorhydriques et ammoniacales. Il est indispensable d'opérer en vase clos et d'assurer une parfaite ventilation des ateliers si l'on veut soustraire les ouvriers à l'influence pernicieuse de ces vapeurs délétères.

Préparation des nitrates. — Dans la préparation des nitrates, les dissolutions des métaux dans l'acide azotique, l'évaporation des dissolutions, la calcination des résidus doivent se faire sous des hottes vitrées closes. Les vapeurs nitreuses peuvent être condensées en les faisant passer dans une première chambre contenant de la chaux éteinte, puis dans une série de vases en terre renfermant de la lessive de soude, de là, dans une colonne de coke de 6 mètres de hauteur où arrivent un jet de vapeur et un filet d'eau divisé.

Fabrication du nitrosulfate de fer. — Dans la fabrication du nitrosulfate de fer, la cuve d'attaque du sulfate de fer par l'acide azotique doit être placée sous une hotte communiquant avec la grande cheminée de l'usine de façon qu'au moment du chargement ou du déchargement, il ne se dégage aucune vapeur nuisible pour les ouvriers travaillant dans l'atelier. La condensation des vapeurs nitreuses doit être opérée dans une série de bonbonnes disposées de façon qu'il n'y ait aucune fuite dans le parcours et que ces vapeurs soient totalement absorbées au sortir de la dernière. Si l'absorption n'était pas parfaite, on terminerait la condensation par le passage dans du carbonate de soude ou dans une colonne à coke sous l'influence de l'eau. Les évaporations à réaliser doivent avoir lieu sous des hottes de tirage.

Nitratation de la cellulose. — La nitratation de la cellulose obtenue en traitant du coton cardé bien hydraté à l'étuve par un mélange d'acide nitrique et d'acide sulfurique dégage d'abondantes vapeurs nitreuses. Il en est de même de la mise en presse et de l'essorage du fulmicoton ainsi obtenu. Pour éloigner les vapeurs nitreuses de l'atelier au moment où elles se produisent, il suffit de placer les vases dans lesquels se fait la nitratation sous des hottes en communication avec de puissantes cheminées d'appel avec lesquelles communiquent aussi au moyen de hottes les presses et les essoreuses.

Fabrication du fulminate de mercure. — La même précaution doit être prise dans la fabrication du fulminate de mercure quand on effectue la dissolution du mercure à chaud dans l'acide nitrique.

Gravure à l'eau-forte. — Pour effectuer sans danger d'intoxication la gravure à l'eau-forte, on a recommandé l'usage de châssis vitrés débouchant dans un canal d'aspiration et devant lesquels l'ouvrier effectue son travail en n'introduisant que les bras. Son corps, et surtout son visage, se trouve ainsi à l'abri des vapeurs nitreuses.

Métallurgie du platine. — La matière première d'où l'on extrait le platine renferme presque toujours de l'argent et de l'or. On sépare l'argent par l'acide nitrique, puis l'or par l'eau régale. Cette attaque par les acides ainsi que l'évaporation des liqueurs doivent être faites sous une large hotte, fermée par des vitrages mobiles, communiquant avec une cheminée d'appel et munie d'un bec de gaz pour activer le tirage.

Dérochage des métaux. — Dans les ateliers de dérochage, l'attaque des métaux doit être faite sous une hotte fermée hermétiquement par un rideau vitré s'abaissant jusque sur le fourneau.

Fabriques de nitrobenzine. — Les fabriques de nitrobenzine ou essence de mirbane ont aussi des vapeurs nitreuses pour élément principal d'insalubrité.

Le traitement de la benzine par l'acide nitrique se fait dans une série de touries disposées les unes à la suite des autres et reliées entre elles par des tubes en verre ou en grès. Dans ce traitement, il y a un dégagement considérable de vapeurs rutilantes qu'on doit condenser en plaçant les touries dans un bain d'eau ou en faisant tomber sur chacune un filet d'eau.

Celles qui échappent à la condensation doivent arriver dans une cheminée pourvue d'un bon tirage.

Les opérations de décantage et de lavage sont aussi très insalubres. Aussi les ateliers doivent-ils être bien ventilés et les ouvriers devraient se protéger la bouche et les narines au moyen d'eau légèrement alcaline.

§ 2. — *Vapeurs d'acide chlorhydrique.*

Elles occasionnent des inflammations aiguës et chroniques des voies respiratoires. Leur action corrosive est si forte, qu'elles altèrent rapidement les dents.

Il peut se produire des dégagements d'acide chlorhydrique :

1° Dans la fabrication de ce composé et dans toutes les industries chimiques où il est employé (fabrication de l'eau régale, du phosphore par le procédé Coignet, du sel ammoniac, des divers chlorures, des oxychlorures de plomb, etc.);

2° Dans le traitement des chiffons;

3° Dans le décapage des tôles;

4° Dans la fabrication des superphosphates.

Fabrication de l'acide chlorhydrique. — L'acide chlorhydrique est obtenu dans l'industrie en même temps que le sulfate neutre de sodium, matière première de la fabrication du carbonate de sodium par le procédé Leblanc. On fait réagir à haute température l'acide sulfurique sur le chlorure de sodium. L'opération s'effectue soit dans des fours à moufle, soit dans des fours à réverbère, soit dans des fours tournants.

Les fours à moufle comme les fours à réverbère sont divisés en deux compartiments : la cuvette où l'acide sulfurique réagit à température peu élevée sur le sel marin pour donner de l'acide chlorhydrique et du sulfate acide et la calcine où sous l'action d'une forte température le sulfate acide est transformé en sulfate neutre.

Les fours tournants consistent essentiellement en une sole circulaire horizontale, recouverte d'une voûte et animée d'un lent mouvement de rotation autour de son axe. Le sel et l'acide sulfurique tombent au centre dans les proportions voulues et le sulfate de sodium se déverse sur la périphérie.

Pour empêcher la diffusion des vapeurs d'acide chlorhydrique dans les ateliers, il suffit :

1° D'avoir des appareils bien lutés évitant les fuites;

2° D'assurer la condensation parfaite de l'acide.

La première condition est facilement réalisée.

La seconde présente quelques difficultés qui heureusement ont été vaincues. Pour obtenir de bons résultats, il est nécessaire de condenser séparément les gaz de la cuvette et ceux de la calcine surtout quand le four est à réverbère.

Les gaz de la cuvette sont froids et humides, leur condensation est facile. Au contraire, ceux de la calcine sont secs et à une température très élevée. Leur condensation est par suite difficile et nécessite de vastes appareils pour réaliser un contact prolongé entre l'eau et le gaz.

Les fours tournants, qui présentent l'avantage d'opérer mécaniquement le brassage, ont l'inconvénient de fournir un acide dilué dans les gaz provenant de la combustion et dont la condensation est difficile.

Les appareils de condensation appartiennent à deux types bien distincts qu'il est nécessaire de réunir si l'on veut soustraire les ouvriers et le voisinage à l'action des vapeurs chlorhydriques :

1° Les bonbonnes ou les auges dans lesquelles la dissolution s'effectue par contact avec la surface libre du liquide;

2° Les tours où le contact est déterminé d'une manière plus parfaite par une augmentation de la surface du dissolvant qui s'écoule sur des matériaux divisés.

Dans les deux systèmes, les gaz et les liquides s'écoulent en sens inverse.

Les bonbonnes sont en grès et les auges en lave de Volvic.

Elles communiquent entre elles par deux séries de tubes; les uns à large section et placés à la partie supérieure servent à la circulation des gaz; les autres, plus étroits, établissent une communication inférieure entre les récipients et servent à la circulation des liquides. On fait couler un filet d'eau dans la bonbonne ou l'auge de queue et l'on recueille d'une manière continue dans celle de tête une solution chlorhydrique marquant 20° à 21° Baumé.

Les tours, qui ressemblent beaucoup aux tours de Gay-Lussac et de Glover employées pour la fabrication de l'acide sulfurique, sont construites en pierre siliceuse inattaquable par les acides et remplies de fragments de coke. Elles ont la forme d'un prisme droit de 12 à 15 mètres de hauteur. Par le haut, on fait arriver d'une manière continue un filet d'eau qui se divise sur le coke, tandis que le gaz, préalablement refroidi par circulation dans des conduites en fonte, traverse la tour de bas en haut.

Deux appareils inventés récemment, la tour du professeur Lunge, de Zurich, et celle de M. Barbier, de Paris, produisent une condensation parfaite. Le contact entre le liquide descendant et le gaz ascendant devient intime à cause de la division extrême du gaz. Le premier de ces appareils est formé d'une enveloppe en cylindres de grès superposés dont l'intérieur contient un grand nombre de plateaux horizontaux percés chacun de près de 800 trous, de façon à former des chicanes que le gaz parcourt dans sa marche ascendante.

La tour Barbier possède la même enveloppe que la précédente, mais, au lieu de plateaux, l'intérieur renferme une multitude de petits pots en grès, ressemblant à de petits pots de fleurs renversés, dont le fond est percé d'un trou. Tous ces pots sont posés les uns sur les autres de bas en haut de la tour.

M. Kolb a réalisé aux usines Kuhlmann la condensation de l'acide chlorhydrique avec l'eau pulvérisée.

Il existe encore quelques usines où le défournement du

sulfate de soude s'effectue sans prendre aucune précaution et immédiatement après que l'opération est terminée.

C'est alors que les dégagements d'acide chlorhydrique déterminent chez les ouvriers chargés de ce travail cette toux sèche et incessante suivie d'affections pulmonaires, inflammatoires, très douloureuses. Pour préserver les ouvriers, on peut adopter la disposition suivante : Au-dessous de la sole du four on ménage une étuve en communication avec le condenseur. Le sulfate de soude y est précipité à la fin de l'opération à travers un orifice situé à l'intérieur du four et près de la porte par laquelle les ouvriers introduisent leur râteau. On le retire après le refroidissement par des portes pratiquées à la face antérieure de l'étuve. A ce moment, l'acide chlorhydrique a eu le temps d'être entraîné et absorbé dans le condenseur, et de cette façon le défournement est beaucoup moins incommode pour l'ouvrier.

Fabrication des chlorures. — Dans la fabrication des divers chlorures, on a à craindre en plus des vapeurs chlorhydriques, des dégagements abondants d'hydrogène capables de former avec l'air des mélanges détonants. Aussi est-il nécessaire de placer les chaudières en cuivre où se fait l'attaque sous des hottes surmontées de cheminées de hauteur suffisante pour que les vapeurs d'hydrogène et d'acide chlorhydrique ne se rabattent pas sur le sol.

Traitement des chiffons. — Les chiffons qu'on traite par l'acide chlorhydrique sont placés dans un wagonnet qu'on installe dans une étuve spéciale. Les ouvriers affectés à ce travail sont fortement incommodés au moment où l'on ouvre l'étuve pour en retirer le wagonnet. Aussi est-il nécessaire de placer au-dessus de la porte de travail une hotte d'aspiration conduisant les vapeurs d'acide chlorhydrique dans la cheminée de l'usine. S'il y a impossibilité à utiliser l'appel de la cheminée, on peut activer le tirage soit au moyen d'un bec de gaz, soit par l'injection d'un jet de vapeur.

Décapage des tôles. — Une des opérations préliminaires

des fabriques de fer-blanc est le décapage des feuilles de tôle. Ces dernières sont trempées dans un bain d'acide chlorhydrique faible, puis portées mouillées d'acide dans un four à échauffer pour vaporiser promptement l'eau et faire agir l'acide sur le fer des tôles.

Pour assainir cette opération, il suffit de la pratiquer sous une hotte dont l'ouverture antérieure soit très étroite et qui soit en communication avec une cheminée de 10 à 12 mètres de hauteur.

D'après Darcet, la section de la cheminée doit être égale au dixième de l'ouverture de la hotte. On donne au courant ventilateur une vitesse convenable au moyen d'un fourneau d'appel spécial ou tout autre moyen d'échauffement de la colonne d'air.

Fabrication des superphosphates. — Au cours du traitement des phosphates minéraux par l'acide sulfurique, il se produit des vapeurs d'acide chlorhydrique et fluorhydrique dues à la présence de chlorures et de fluorures dans le phosphate naturel.

Des conduits métalliques partant du malaxeur et des chambres où tombent les superphosphates doivent communiquer avec un ventilateur qui aspire ces vapeurs et les envoie dans un condenseur.

§ 3. — *Vapeurs inflammables.*

Les vapeurs inflammables susceptibles de se dégager dans l'industrie sont celles de sulfure de carbone, d'alcool, d'éther, de nitrate de méthyle, de benzine, d'éther de pétrole, d'essence de pétrole et d'essence de térébenthine.

Vapeurs de sulfure de carbone. — La vapeur de sulfure de carbone produit avec l'air des mélanges qui, à l'approche d'une flamme, détonent avec violence ; aussi ne doit-on manier ce liquide qu'avec de très grandes précautions et en ayant soin d'opérer loin de toute flamme.

Vapeurs d'alcool. — Ces vapeurs exercent une action caustique sur l'économie animale. Elles prennent naissance dans les distilleries, les fabriques de vernis, de collodion, de celluloïd et dans la préparation des éthers.

Distilleries. — Les applications croissantes de l'alcool ne permettaient plus de se contenter de distiller les boissons fermentées telles que le vin, la bière ou le cidre ; on a pris alors le jus de betteraves, les matières amylacées (céréales, fécules), que l'on fait fermenter et que l'on distille ensuite. De là les alcools de betteraves, les alcools de grains, les alcools de pommes de terre.

Les boissons fermentées étaient autrefois chauffées dans l'alambic ordinaire. Du produit obtenu on retirait, après plusieurs rectifications successives, l'alcool. Aujourd'hui on opère avec des appareils continus (déflegmateur Savalle), qui donnent des produits plus purs et débarrassés de toute odeur désagréable.

Pour obtenir l'alcool de betteraves, on lave, râpe et retire le jus comme dans les sucreries. Ce jus, additionné d'un peu d'acide sulfurique et puis de levure, fermente. Quand la fermentation est terminée, on le distille. Du liquide brun résidu de la distillation, appelé vinasse, on peut extraire la potasse du commerce.

L'alcool de grains s'obtient en mêlant des grains de seigle concassés (on y ajoute aussi du maïs et des blés avariés) avec le quart de leur poids d'orge germée ; le tout est délayé dans de l'eau dont la température est de 55° environ ; au bout de trois heures, on laisse refroidir et on ajoute de la levure de bière. La fermentation terminée, on soumet le liquide à la distillation. En faisant subir un traitement analogue aux pommes de terre crues, réduites en pulpe, puis égouttées pour les débarrasser de leur eau de végétation, on obtient l'alcool de pommes de terre.

Vernis. — On donne le nom de vernis aux dissolutions de matières résineuses ou gommes résineuses dans l'éther, l'alcool, l'essence de térébenthine ou les huiles grasses. Avec l'alcool, on a les vernis pour meubles, avec l'huile de lin les vernis pour voitures.

Les vernis à l'essence sont formés de copal, d'huile de lin et d'essence de térébenthine ; les morceaux de copal doivent être choisis de même couleur et de même fluidité. Il faut s'assurer que l'huile n'est pas falsifiée par de l'huile de poisson ou de suif ; pour cela, on fait bouillir l'huile avec la litharge, et la solution doit rester limpide.

Le voisinage des fabriques de vernis présente des dangers d'incendie ; il est incommode par le fait des odeurs écœurantes et insupportables qui se dégagent et qui proviennent de la fusion du copal, de la cuisson de l'huile de lin, de la vaporisation de l'essence de térébenthine. Il y a production de vapeurs plombiques dans la vérification de l'huile de lin. On peut assainir la fabrication des vernis en opérant sous des hottes fermées par des châssis de verre ou en faisant retourner les vapeurs au foyer. On pare à la plupart de ces inconvénients à l'usine Desguiraud, à Nantes, qui fabrique les vernis à froid.

Collodion. — On prépare d'abord la cellulose nitrique en faisant agir sur le coton un mélange à volumes égaux d'acide sulfurique et d'acide azotique ordinaire saturé de vapeurs nitreuses. Cette cellulose nitrique, dissoute dans un mélange d'une partie d'alcool pour trois parties d'éther, constitue le collodion liquide sirupeux employé en chirurgie et en photographie.

Si au collodion on ajoute un peu d'huile de ricin, on obtient un liquide visqueux se desséchant lentement et utilisé pour faire des ballons très commodes pour les mélanges détonants. On fabrique aussi des vêtements avec le collodion ; il suffit pour cela de le couler entre deux plaques dont on a réglé l'épaisseur.

Celluloïd. — On le prépare en traitant le coton-poudre par un mélange d'acide sulfurique et d'acide nitrique. On triture pour en faire une pâte homogène qu'on blanchit soit avec le permanganate de potassium, soit avec l'acide sulfureux. On ajoute du camphre, on met à macérer avec de l'alcool méthylique et on comprime le produit obtenu. Cette matière, qui peut être coupée, sciée, tournée, sert à faire les objets les plus variés, depuis du linge et des porte-monnaie jusqu'à des peignes et des dentiers.

Éthers. — 1° L'éther sulfurique s'obtient en distillant un mélange d'alcool et d'acide sulfurique ; on purifie le produit de la distillation par l'eau et les alcalis et on soumet à une nouvelle distillation ;

2° Éther acétique : pour obtenir ce composé, on traite l'acide acétique par l'alcool et on facilite la réaction en ajoutant un peu d'acide sulfurique.

Dans ces deux préparations, on doit prendre beaucoup de précautions contre les dangers d'explosion et d'incendie, surtout dans la deuxième distillation, qui est plus dangereuse que la première.

Vapeurs d'éther. — Les vapeurs d'éther, qui présentent à un plus haut degré que celles d'alcool des dangers d'incendie, provoquent le sommeil et déterminent l'insensibilité comme le chloroforme. Elles sont surtout à craindre dans quelques parfumeries où l'on emploie l'éther pour l'extraction des parfums.

Vapeurs de nitrate de méthyle. — Les vapeurs de nitrate de méthyle sont très inflammables ; de plus, à une température qui ne dépasse pas 150°, elles détonent avec une violence singulière.

Pour obtenir le nitrate de méthyle, on fait d'abord un mélange d'alcool méthylique et d'acide sulfurique concentré, puis on fait couler en mince filet ce mélange froid sur du nitrate de potassiun contenu dans une cornue tubulée chauffée au bain-marie à 80° et communiquant avec un serpentin refroidi. Cette préparation est très dangereuse. Aussi est-elle interdite aux enfants de moins de 18 ans, aux filles mineures et aux femmes par le tableau A joint au décret du 13 mai 1893.

Vapeurs de benzine. — Les vapeurs de benzine ne paraissent pas exercer, d'après le docteur Brémond, une action nocive spéciale sur la santé des ouvriers, mais elles sont très dangereuses à cause de leur inflammabilité. Pour prévenir les incendies et les explosions, il serait utile d'imposer aux établissements industriels qui se servent de la benzine les précautions suivantes : isoler complètement le local contenant la provision de benzine ; n'éclairer l'atelier que par la lumière du jour ou par la lumière électrique à lampes closes ; rendre le sol imperméable ; établir une ventilation directe constante.

Vapeurs d'éther et d'essence de pétrole. — Les huiles de pétrole qu'on retire du sein de la terre soit par l'établissement de puits artésiens et par simple sondage, soit avec des pompes, doivent être soumises à la distillation. Les produits sont recueillis en trois portions fractionnées. La première portion, qui comprend les produits volatils passant entre 45° et 75°, constitue l'éther de pétrole, qui forme avec l'air des mélanges explosifs très dangereux.

La deuxième portion, appelée essence de pétrole, est inflammable à la température ordinaire ; elle renferme ce qui passe entre 75° et 125°.

La troisième portion, passant de 125° à 180°, constitue l'huile d'éclairage ou photogène qui, traité successivement par l'acide sulfurique et la soude, donne le pétrole pour lampes.

La quatrième portion, qui passe de 180° à 400°, constitue les huiles lourdes utilisées pour le chauffage et pour lubréfier les machines. De ces huiles, on retire aussi la paraffine. On a comme résidu un coke plus dense que celui résultant de la distillation de la houille.

Les effets toxiques des vapeurs de pétrole méritent d'attirer l'attention. Chevalier a observé qu'elles produisaient chez les hommes l'atténuation des sens génésiques et des migraines chez les femmes. Les ouvriers qui manipulent le pétrole sont aussi sujets à des affections cutanées spéciales telles que l'acné.

L'air des récipients qui ont contenu des huiles de pétrole est saturé de vapeurs de pétrole et constitue un milieu irrespirable; si les ouvriers y pénétraient sans précautions, ils seraient asphyxiés; aussi doit-on préalablement établir une ventilation énergique en ouvrant les tampons inférieurs et supérieurs des récipients.

Essence de térébenthine. — On appelle essences ou encore huiles volatiles des corps doués d'une odeur vive et pénétrante, d'une saveur brûlante, insolubles dans l'eau, mais se dissolvant dans l'alcool, l'éther et le sulfure de carbone. On les extrait de diverses plantes où elles se trouvent toutes formées par un des trois procédés généraux qui suivent :

1° Par une simple pression ;

2° A l'aide de dissolvants ;

3° Par distillation au bain-marie ;

La térébenthine est le suc résineux obtenu par l'incision des pins et des sapins. En distillant cette térébenthine avec de l'eau, la vapeur d'eau entraîne l'essence de térébenthine, qui vient se condenser dans un récipient. Il reste dans la cornue un résidu appelé colophane.

L'essence de térébenthine est un dissolvant précieux; elle dissout le soufre, le phosphore, les matières grasses, les résines et le caoutchouc. Elle est employée pour dissoudre les résines et former les vernis à l'essence. L'alcool mêlé avec un dixième d'essence est employé pour l'éclairage, on l'appelle gaz liquide. Le mélange à parties égales d'essences de térébenthine et de citron est employé sous le nom d'essence vestimentale pour enlever les taches de graisse.

M. Poincaré, à la suite d'observations faites sur les peintres en boiserie et sur porcelaine, a constaté que les vapeurs de térébenthine déterminent : une espèce d'ivresse, une grande irritabilité de caractère, des picotements aux yeux et des sensations lumineuses subjectives, des angines granuleuses, du coryza et de la toux.

Conditions légales de l'emploi des enfants et des femmes. — On a proscrit pour les enfants tous les établissements qui présentent un danger particulier d'explosion ou d'incendie. Par danger d'incendie, on n'a pas voulu entendre celui qui résulte de l'accumulation de substances simplement combustibles, comme les chantiers de bois à brûler, les dépôts de matières filamenteuses ou même les raffineries de soufre, mais celui qui prend naissance par l'omission de précautions spéciales, lorsqu'il y a, par exemple, dans les ateliers, des vapeurs très inflammables d'essence de térébenthine, d'essence de pétrole, etc.

Nous trouvons dans le tableau C annexé au décret du 13 mai 1893 :

1° Collodion (Fabrication du). Les enfants au-dessous de 16 ans ne seront pas occupés dans les ateliers où l'on manipule les matières premières et les dissolvants.

2° Feutres et visières vernies (Fabrication de). Les enfants au-dessous de 18 ans ne seront pas employés à la préparation et à l'emploi des vernis.

3° Huiles de pétrole, de schiste et de goudron, essences et autres hydrocarbures employés pour l'éclairage, le chauffage, la fabrication de couleurs et vernis, le dégraissage des étoffes et autres usages (Fabrication, distillation, travail en grand d'). Les enfants au-dessous de 18 ans ne seront pas employés dans les ateliers de distillation et les magasins.

4° Liquides pour l'éclairage (Dépôts de) au moyen de l'alcool et des huiles essentielles. Les enfants au-dessous de 16 ans ne seront pas employés dans les magasins.

5° Peaux, étoffes et déchets de laine (Dégraissage des) par les huiles de pétrole et les autres hydrocarbures. Les enfants au-dessous de 18 ans ne seront pas employés dans les ateliers où l'on traite les dissolvants.

6° Sinapismes (Fabrication des) à l'aide des hydrocarbures. Les enfants au-dessous de 18 ans, les filles mineures et les femmes ne seront pas employés dans les ateliers où se manipulent les dissolvants.

7° Tafetas et toiles vernies ou cirées (Fabrication de). Les enfants au-dessous de 16 ans ne seront pas employés dans les ateliers où l'on prépare et applique les vernis.

8° Sulfure de carbone (Fabrication, manufactures dans lesquelles on l'emploie en grand et dépôt de). Les enfants au-dessous de 18 ans ne seront pas employés dans les ateliers où se dégagent les vapeurs.

9° Vernis à l'esprit-de-vin. Les enfants au-dessous de 16 ans ne seront pas employés dans les ateliers où l'on prépare et manipule les vernis.

CHAPITRE III

ACTION DE LA CHALEUR ET DU FROID

Action de la chaleur.

Les ouvriers qui travaillent dans un milieu que les nécessités industrielles obligent à maintenir à température élevée, éprouvent des sueurs générales débilitantes qui entraînent à la longue une fatigue générale. Ceux qui sont soumis au rayonnement de brasiers incandescents ou de métaux en fusion ont de plus les yeux très fatigués et des irritations de la peau se traduisant par des furoncles, des abcès, etc.

Les principales industries qui exposent les ouvriers à l'action de la chaleur sont : les fonderies, les forges, les verreries, les apprêts, les filatures de lin au mouillé, les raffineries, les usines à gaz d'éclairage. Il faut ajouter à cette liste les salles des générateurs et des machines de tous les établissements industriels qui empruntent à la vapeur leur force motrice.

Action du froid.

L'action du froid est surtout nuisible aux ouvriers qui passent trop rapidement de l'air chaud à l'air froid, sans prendre le soin de se couvrir de vêtements plus chauds que ceux de travail. Ce passage brusque sans précaution peut occasionner des pneumonies, des bronchites, des névralgies.

Quant aux ouvriers qui travaillent continuellement à de basses températures (fabrication de la glace artificielle, conservation des viandes par le froid, etc.), ils sont exposés à l'engourdissement des pieds et des mains, qui peut entraîner des névralgies, des contractions musculaires, des douleurs d'estomac.

Le froid aidé de l'humidité expose à des troubles plus graves qui sont les symptômes morbides des professions hygrométriques (débardeurs, boyaudiers, tisserands, blanchisseuses, briquetiers, etc.). Pour les gens qui vivent au dehors comme pour ceux qui sont confinés dans des espaces clos, la saturation aqueuse de l'air exerce sur les phénomènes biologiques une influence fâcheuse : la nutrition se fait mal, l'appétit sommeille, l'estomac manque d'entrain, l'intestin est paresseux, la respiration languit, la circulation est ralentie, la fibre musculaire perd sa ténacité. (Dr Brémond, *Précis d'hygiène industrielle.*)

Règles d'hygiène applicables.

Pour atténuer l'influence de la chaleur, il faut ventiler l'atelier de façon à réaliser une agitation imperceptible de l'air qui, tout en n'occasionnant pas un refroidissement brusque, donne aux ouvriers une sensation de bien-être. Des lunettes ou des masques doivent être fournis à ceux qui travaillent au voisinage d un feu ardent ou dont les yeux risquent d'être atteints par des paillettes incandescentes ; les lamineurs et les marteleurs doivent en outre mettre des jambières et un tablier de cuir. Les tuyaux conduisant la vapeur dans les fabriques d'apprêts doivent avoir dans l'intérieur de l'établissement un diamètre aussi faible que possible et leur longueur ne doit pas dépasser les limites nécessaires. Il est bon de les recouvrir d'une substance conduisant mal la chaleur, de manière à faire descendre vers un minimum la quantité de calorique diffusée dans l'établissement. Enfin, les ouvriers doivent s'abstenir de toute intempérance de boisson et éviter les refroidissements brusques.

Contre le froid résultant de la basse température que nécessitent certaines opérations industrielles, le seul procédé consiste à placer, non loin des locaux de travail, des salles spéciales chauffées à une température assez douce, où l'ouvrier ira de temps en temps se réchauffer les membres.

LIVRE II

MATIÈRES MISES EN ŒUVRE

CHAPITRE PREMIER

MATIÈRES IRRITANTES

Les matières irritantes, qu'on peut diviser en acides et alcalis, possèdent la propriété commune d'exercer une action caustique, c'est-à-dire désorganisatrice à la manière du feu. Elles attaquent la peau en produisant une sensation de cuisson, puis une cautérisation profonde.

Les principaux acides préparés et utilisés dans l'industrie sont : l'acide azotique, l'acide sulfurique et l'acide chlorhydrique.

Parmi les alcalis, nous rangerons l'ammoniaque, la potasse, la soude, la chaux, la baryte et leurs sels.

Étudions rapidement la fabrication de ces composés et leurs principaux usages industriels.

§ 1er. — *Acides sulfuriques du commerce.*

L'industrie fabrique de l'acide sulfurique à deux états différents de concentration : l'acide ordinaire ou anglais, dont la densité varie de 1.56 à 1.84, puis l'acide fumant ou de Nordhausen, dont la densité est voisine de 1.90.

Les méthodes employées pour obtenir ces deux produits sont entièrement distinctes. Nous nous en occuperons successivement.

Principe de la préparation de l'acide ordinaire. — La préparation de ce composé est basée sur l'oxydation qu'éprouve l'acide sulfureux lorsqu'on le met en présence de l'air humide ; mais, dans les conditions ordinaires, cette réaction est trop lente pour qu'on puisse songer à l'utiliser, sans faire intervenir des composés intermédiaires qui fixent l'oxygène de l'air et le cèdent ensuite à l'acide sulfureux. Ces agents intermédiaires sont les oxydes supérieurs de l'azote ; ils cèdent une partie de leur oxygène à l'acide sulfureux et sont ainsi ramenés à l'état d'oxydes inférieurs, qui s'emparent de l'oxygène de l'air pour l'abandonner de nouveau à l'acide sulfureux.

C'est donc en définitive l'oxygène de l'air qui indirectement transforme le soufre en acide sulfurique.

Fabrication. — La fabrication de l'acide sulfurique comprend deux phases distinctes :

1° La production du gaz sulfureux ;

2° L'oxydation de l'acide sulfureux.

Le gaz sulfureux s'obtient soit en brûlant du soufre disposé sur une cuvette en fonte, soit par combustion de pyrites placées dans des fours dont la disposition varie suivant qu'on utilise la pyrite en poudre ou la pyrite en morceaux.

L'oxydation s'effectue dans un appareil qui se compose de trois parties principales : la tour de Glover, les chambres de plomb et la tour de Gay-Lussac.

La tour de Glover, à la partie inférieure de laquelle pénètre le gaz sortant des fours, est remplie de fragments de silex ou de coke sur lesquels on fait tomber de l'acide sulfurique nitreux provenant de la tour de Gay-Lussac et des chambres de plomb.

Les gaz sortant des fours se refroidissent au contact de l'acide sulfurique nitreux, concentrent ce dernier et se chargent des produits nitreux nécessaires pour leur oxydation dans les chambres de plomb.

Ces chambres sont en général au nombre de trois, d'un volume de 2,000 à 5,000 mètres cubes. Elles sont établies à une certaine distance du sol et leurs parois sont maintenues par une charpente en bois. L'acide sulfurique se forme principalement dans les deux premières chambres, où l'on fait arriver la vapeur d'eau nécessaire à la réaction.

Les gaz qui s'échappent de la troisième chambre renferment encore des produits nitreux que le fabricant a le plus grand intérêt à ne pas laisser perdre dans l'atmosphère.

Le condenseur imaginé par Gay-Lussac (tour de Gay-Lussac) a pour but de recueillir ces produits en les faisant dissoudre dans l'acide sulfurique à 22° Baumé. Les gaz sont amenés à la partie inférieure de la tour de Gay-Lussac. Ils traversent la tour en sens contraire de la chute de l'acide et sont ensuite envoyés dans la cheminée de l'usine. L'acide sulfurique, qui s'est chargé de produits nitreux, mélangé avec l'acide des chambres, sert à alimenter le Glover.

L'acide sulfurique, tel qu'il sort des chambres, n'a que peu d'applications et, s'il n'a pas passé dans le Glover, il faut le concentrer dans des chaudières en plomb jusqu'à 60° Baumé, puis dans des alambics en platine jusqu'à 66° Baumé.

Acide sulfurique fumant. — Cet acide s'obtient soit par l'oxydation au contact de l'air des schistes pyriteux, qui après plusieurs lessivages fournissent un sulfate ferrique qu'il suffit de calciner, soit par la combinaison directe de l'anhydride sulfureux avec l'oxygène en présence d'asbeste platinée.

Usages de l'acide sulfurique. — L'acide sulfurique est de tous les acides le plus employé dans l'industrie. Ses usages s'accroissent tous les jours. Il sert à la préparation de l'acide azotique, de l'acide chlorhydrique, de l'acide carbonique. La faible solubilité du sel qu'il forme avec la chaux le fait employer dans la préparation du phosphore et des acides citrique, tartrique et stéarique. Il est utilisé dans la fabrication des aluns, des sulfates de fer, de cuivre et de mercure.

L'acide sulfurique très étendu sert avec le zinc à la préparation du gaz hydrogène et à la production des courants électriques employés dans la galvanoplastie, la dorure, l'argenture et la télégraphie. A un plus grand degré de concentration, il décape à froid le cuivre et l'argent. A chaud, il sert à affiner les métaux précieux. Il est employé dans la préparation des superphosphates.

Il entre dans la préparation de l'alizarine, de la résorcine et dans l'épuration des huiles et des pétroles.

Enfin, l'acide fumant est utilisé pour la préparation d'un grand nombre de matières colorantes artificielles, ainsi que pour transformer l'indigo en un composé soluble dans l'eau (bleu de Saxe), qui permet de fixer cette matière colorante sur les matières textiles. (Troost, *Cours de chimie générale.*)

§ 2. — *Acide azotique.*

Fabrication. — Dans l'industrie, l'acide azotique ou acide nitrique s'obtient par l'action de l'acide sulfurique sur l'azotate de sodium. Les proportions employées sont : poids égaux d'acide sulfurique à 60° Baumé et d'azotate de sodium.

On obtient ainsi de l'acide à 40° Baumé. Pour avoir des acides plus étendus, on emploie de l'acide sulfurique étendu et on ajoute de l'eau en quantité suffisante dans les appareils de condensation.

La préparation de l'acide azotique s'effectue dans une cornue en fonte présentant à la partie supérieure pour l'introduction de l'azotate une ouverture circulaire qui pendant l'opération est fermée au moyen d'un couvercle luté. On chauffe doucement en augmentant peu à peu la température. Les vapeurs d'acide azotique qui se dégagent passent d'abord dans un long tube en poterie où elles se refroidissent, puis viennent se rendre dans une série de bonbonnes en grès où elles se condensent. La dernière communique soit avec une tour de condensation remplie de coke et alimentée par de l'eau, soit avec un condenseur de Gay-Lussac si l'on prépare l'acide sulfurique dans la même usine.

L'acide azotique ainsi préparé renferme en général du peroxyde d'azote qui le colore en jaune. Pour le blanchir, on le maintient dans des touries en grès à une température voisine de 80°, en même temps qu'on y fait passer un courant d'air.

Usages. — On emploie l'acide azotique dans la fabrication :

1° De l'acide arsénique (on oxyde l'anhydride arsénieux avec l'acide azotique) ;

2° De l'acide oxalique (on oxyde l'amidon ou le sucre avec l'acide azotique) ;

3° De l'acide picrique (on chauffe parties égales de phénol et d'acide sulfurique ; on laisse refroidir, on ajoute de l'eau et on fait couler peu à peu de l'acide azotique) ;

4° De la murexide (on traite le guano du Pérou par la soude, ce qui donne de l'urate de sodium ; on ajoute de l'acide chlorhydrique qui fournit de l'acide urique. L'acide azotique transforme cet acide urique en alloxane qu'on soumet à l'action de l'ammoniaque et l'on obtient la murexide) ;

5° De la nitrobenzine (on fait agir un mélange d'acide azotique et d'acide sulfurique sur la benzine) ;

6° Du fulmi-coton (on plonge du coton dans un mélange d'acide azotique et d'acide sulfurique) ;

7° Du celluloïd (on traite du papier par un mélange de cinq parties d'acide sulfurique et deux parties d'acide nitrique ; le pyroxyle ainsi obtenu broyé avec du camphre et soumis à l'action de presses hydrauliques peut être découpé et laminé en feuilles minces qui constituent le celluloïd) ;

8° Du fulminate de mercure (on dissout du mercure dans l'acide azotique et on ajoute de l'alcool) ;

9° De la nitroglycérine (il suffit de traiter la glycérine par un mélange d'acide azotique et d'acide sulfurique). La nitroglycérine est employée à fabriquer divers explosifs : la dynamite qu'on obtient en mélangeant 75 parties de nitroglycérine avec 25 parties d'une matière minérale pulvérulente, telle que la terre d'infusoires ou les restes minéraux d'une espèce de mousse qui croît sur les eaux stagnantes; les explosifs gélatineux obtenus par le mélange de 93 parties de nitroglycérine et 7 parties de nitrocellulose;

10° De l'acide sulfurique;

11° Des nitrates d'argent, de mercure, de plomb et de cuivre;

12° Du nitrosulfate de fer (on fait agir l'acide nitrique sur le sulfate ferreux).

On emploie aussi l'acide azotique dans l'affinage de l'or et de l'argent, dans le dérochage du cuivre, du bronze et du laiton, dans la gravure sur cuivre (gravure à l'eau-forte) et pour la teinture de la laine et de la soie en jaune.

L'affinage a pour but la séparation de l'or contenu dans ses alliages, tels que monnaies ou alliages aurifères du commerce ou de l'or impur généralement argentifère, directement extrait de ses minerais. On traite l'alliage par l'acide azotique; l'or reste insoluble, on le lave, puis on le fond en présence de salpêtre et de borax; c'est le procédé dit par inquartation, car il faut, pour qu'il donne de bons résultats, que l'alliage contienne au moins trois parties d'argent pour une partie d'or.

Pour faire la gravure à l'eau-forte, on recouvre d'abord une plaque de cuivre d'une mince couche de vernis à la cire, puis on décalque sur le vernis le dessin à reproduire et avec une pointe fine on creuse les lignes de manière à mettre à nu la surface du métal. La planche étant ainsi préparée, on la recouvre d'acide azotique étendu, retenu sur les bords de la plaque par un bourrelet de cire. Lorsque l'eau-forte a suffisamment mordu, on lave la planche, on dissout le vernis à l'aide de l'essence de térébenthine et l'on trouve le dessin tracé en creux.

§ 3. — *Acide chlorhydrique ou muriatique.*

Fabrication. — L'acide muriatique est obtenu dans l'industrie en même temps que le sulfate neutre de sodium, matière première de la fabrication du carbonate de sodium par le procédé Leblanc.

La plupart des fours employés dans la fabrication sont divisés en deux compartiments :

1° La cuvette où l'acide sulfurique réagit à température peu élevée sur le chlorure de sodium pour donner de l'acide chlorhydrique et du sulfate acide de sodium ;

2° La calcine dans laquelle l'acide sulfurique agit à la température du rouge sur le sulfate acide produit dans la cuvette pour donner encore de l'acide chlorhydrique tout en transformant le sulfate acide en sulfate neutre.

Un registre en fonte permet d'établir une communication entre les deux parties de l'appareil ; on ne le soulève que pour faire passer le sulfate acide de la cuvette dans la calcine.

Dans la calcine, les matières réagissantes peuvent se trouver directement en contact avec la flamme du foyer. Alors le four est dit à réverbère. Si les matières sont isolées de la flamme, le four est dit à moufle.

Condensation. — Reste à condenser l'acide chlorhydrique. A cet effet, on emploie soit des bonbonnes dans lesquelles la dissolution s'effectue par contact avec la surface libre du liquide, soit des tours analogues à celles de Gay-Lussac et de Glover, où le contact est déterminé d'une manière plus parfaite par une augmentation de la surface du dissolvant, qui s'écoule sur des matériaux divisés. Dans les deux systèmes, les gaz et les liquides circulent en sens inverse.

Usages. — L'acide chlorhydrique n'est guère utilisé à l'état gazeux que pour la préparation du chlore par le procédé Deacon et pour le traitement des chiffons. A l'état de dissolution, il est employé dans les procédés Scheele et Veddon. La préparation du chlore consomme la majeure partie de l'acide chlorhydrique produit dans l'industrie. Le reste est utilisé pour la préparation du sel ammoniac, de l'eau régale, de divers chlorures, pour isoler la gélatine des os dans la fabrication du phosphore par le procédé Coignet, pour préparer l'hydrogène, l'acide carbonique, pour décaper le fer et dans le traitement des chiffons.

§ 4. — *Sels ammoniacaux.*

Dissolution ammoniacale. — La dissolution du gaz ammoniac jouit des propriétés des dissolutions alcalines : elle verdit les violettes, ramène au bleu la teinture rouge de tournesol et neutralise, comme la potasse et la soude, les acides les plus énergiques.

Pour l'obtenir industriellement, on soumet à la distillation avec de la chaux les eaux ammoniacales résultant de la fermentation des urines et celles qui proviennent de l'épuration du gaz d'éclairage ou de la distillation de la houille dans les fours.

Dans les urines se trouve un principe, l'urée, qui sous l'influence d'un ferment découvert par Pasteur (*torula urinæ*) fixe de l'eau et se transforme en carbonate d'ammoniaque. En distillant avec la chaux, celle-ci met en liberté le gaz ammoniac qui va se condenser dans l'eau d'un saturateur.

La houille est une variété de carbone qui renferme 1 à 2 p. 100 d'azote. Sous l'influence de la chaleur, les produits azotés qu'elle contient se décomposent en donnant en particulier des sels ammoniacaux dont les principaux sont le carbonate et le sulfhydrate. La dissolution aqueuse de ces différents sels, séparée par décantation du goudron qui l'accompagne, est surtout traitée dans les usines à gaz pour en faire du sulfate d'ammoniaque ; on y fabrique aussi cependant de l'ammoniaque en décomposant les sels par un lait de chaux dans un appareil qui a été imaginé par M. Mallet et qui comprend comme parties essentielles des colonnes à plateaux analogues à celles utilisées pour l'alcool.

Chlorhydrate d'ammoniaque. — On le prépare industriellement en additionnant d'acide chlorhydrique les eaux ammoniacales et en concentrant la solution obtenue.

Ce composé, appelé généralement sel ammoniac, est utilisé pour décaper les métaux qu'on veut souder, ainsi que pour séparer le platine des métaux qui l'accompagnent.

Sulfate d'ammoniaque. — On traite par le sulfate de chaux les eaux vannes et les eaux de lavage qui, en vertu de leur origine même, renferment du carbonate d'ammoniaque. Il se produit une double décomposition définie par la réaction :

$$CO^3(AzH^4)^2 + SO^4Ca = CO^3Ca + SO^4(AzH^4)^2.$$

La liqueur est ensuite évaporée à siccité. Le résidu est grillé légèrement, redissous dans l'eau et abandonné à la cristallisation.

Dans les usines à gaz d'éclairage, on l'obtient directement en ajoutant, à l'eau même qui va parcourir les laveurs, de l'acide sulfurique qui dépouille le gaz de l'ammoniaque qui l'accompagne et engendre de suite du sulfate d'ammoniaque.

Le sulfate d'ammoniaque sert à la préparation de l'alun ammoniacal et entre dans la composition des engrais chimiques.

Carbonate d'ammoniaque. — On ne l'extrait pas directement des eaux ammoniacales où il se trouve naturellement, parce qu'on l'obtiendrait entaché de matières goudronneuses dont il serait difficile de le débarrasser. Généralement, c'est avec le chlorhydrate d'ammoniaque qu'on le prépare. Pour cela, on distille ce sel sur de la craie :

$$2\,AzH^4Cl + CO^3Ca = CaCl^2 + CO^3(AzH^4)^2.$$

Le carbonate d'ammoniaque se volatilise et se condense dans un réfrigérant ou dans des chambres.

Il est employé pour rendre plus légère la pâte des pains de luxe et des pâtisseries (pains à café, biscuits, talmouses, etc.).

§ 5. — *Potasses et sels de potassium.*

Potasse caustique. — L'hydrate de potassium ou potasse caustique s'obtient en décomposant par la chaux le carbonate de potassium dissous dans l'eau. Il se forme un précipité de carbonate de chaux insoluble et l'alcali reste dissous.

$$CO^3K^2 + Ca(OH)^2 = 2KOH + CO^3Ca.$$

On utilise en médecine, pour établir les cautères, la propriété qu'a la potasse de ronger les chairs. Si, au lieu d'employer le carbonate de potassium pur, on traite les carbonates de potasse bruts pour la chaux, on obtient des dissolutions caustiques servant pour le blanchiment, la fabrication des savons, le dégraissage des tissus, le nettoyage des peintures, etc.

Potasses du commerce. — Sous le nom très impropre de potasse, on désigne dans le commerce le carbonate de potassium impur que fournit l'incinération des plantes qui croissent loin de la mer. Pour recueillir ce sel, on lessive les cendres. Les lessives marquant 15° Baumé sont évaporées et donnent le salin, matière solide de couleur brune. Ce salin, calciné au contact de l'air pour brûler les matières organiques qui lui donnent la couleur noirâtre, fournit la potasse brute du commerce. Les plus belles potasses, celles où les matières organiques ont été bien brûlées, sont blanches. On les appelle perlasses.

Indépendamment de ces potasses naturelles, on retire la potasse des vinasses de betterave et du suint des laines. On peut aussi l'obtenir en traitant le sulfate de potassium par un mélange de chaux et de charbon (procédé analogue au procédé Leblanc pour le carbonate de sodium).

Le raffinage, c'est-à-dire la transformation de la potasse brute en carbonate de potassium à peu près pur, s'effectue en traitant à froid la potasse par son poids d'eau ; le carbonate de potassium se dissout presque seul. La liqueur décantée et évaporée donne la potasse raffinée.

Les potasses brutes sont utilisées pour la transformation de l'azotate de calcium en azotate de potassium. Les potasses raffinées sont employées pour la verrerie de Bohême, pour la cristallerie et les verres d'optique (*flint glass, crown glass*). Elles servent à la préparation du bleu de Prusse.

Autres sels de potasse. — Les autres sels de potasse employés industriellement sont :

1° Le *chlorure de potassium* qu'on peut extraire des mines de Strassfurt ou retirer de diverses opérations industrielles telles que le raffinage des cendres de varechs, le traitement des eaux mères des marais salants ou celui des vinasses de betterave. Il sert à préparer les différents sels de potasse en partant des sels de soude correspondants.

2° Le *cyanure de potassium*, qu'on emploie dans la galvanoplastie (dorure, argenture) et qu'on prépare en grand en calcinant des matières organiques azotées avec du carbonate de potassium.

3° L'*azotate de potassium* ou salpêtre qui, intimement mélangé avec du soufre et du charbon, donne la poudre. Ce sel existe tout formé dans les pays chauds (Égypte, plaine de l'Inde, île de Ceylan) ; dans les régions tempérées, il se forme sur le sol et le mur des lieux humides, comme dans les écuries, les étables. Dans les contrées froides, on détermine sa formation en disposant perpendiculairement à la direction des vents dominants des murs constitués par du fumier et des terres poreuses contenant de la chaux et des alcalis. Sur ces murs (nitrières artificielles) qu'on arrose avec de l'urine, il se forme du salpêtre impur qu'il suffit de lessiver et de raffiner.

4° Le *chlorate de potassium* qu'on obtient par l'électrolyse du chlorure de potassium. Il sert dans la fabrication des allumettes à phosphore amorphe et des allumettes sans phosphore. Il est employé dans la préparation des amorces et d'un certain nombre de poudres utilisées dans les feux d'artifice.

5° Le *chromate de potassium.* On l'obtient par la calcination sur la sole d'un four à réverbère à flamme oxydante d'un mélange intime, finement broyé, de 200 parties de fer chromé, 310 parties de chaux vive et 100 parties de carbonate de potassium qu'on incorpore dans le mélange sous forme de solution saturée. Sous l'influence de la chaleur, en présence de l'air, l'oxyde de chrome se transforme en acide chromique qui, avec le carbonate de potassium, forme du chromate de potassium. Au bout de trois heures, la masse, devenue pâteuse, est extraite du four et soumise à un lessivage méthodique. Les lessives obtenues sont évaporées jusqu'à 36° Baumé, puis introduites dans des bassins doublés de plomb où le chromate de potassium cristallise.

En additionnant de l'acide sulfurique aux lessives de chromate neutre de potassium, on obtient le bichromate de potassium employé dans la teinture en noir de la laine, la teinture en jaune et la fabrication des jaunes de chrome.

§ 6. — *Soudes et sels de sodium.*

Les soudes du commerce sont désignées, suivant leur mode de préparation, sous les noms de soudes naturelles ou de soudes artificielles.

Soudes naturelles. — Les plantes récoltées sur le bord de la mer (algues, varechs) sont incinérées dans des fosses. L'opération est conduite de façon à déterminer une demi-fusion de la masse qu'on brise après son refroidissement en fragments plus ou moins volumineux. Les pierres de soude ainsi obtenues sont poreuses, de nuance grisâtre et renferment de 5 à 25 p. 100 de carbonate de sodium.

Soudes artificielles. — 1° Procédé Leblanc.

Ce procédé est basé sur la réaction au rouge d'un mélange

de sulfate de sodium, de carbonate de calcium et de charbon,

$$SO^4Na^2 + 2C = Na^2S + 2CO^2$$
$$Na^2S + CO^3Ca = CaS + CO^3Na^2$$

le sulfate de sodium étant obtenu en traitant le sel marin par l'acide sulfurique. (Voir préparation de l'acide chlorhydrique.)

$$SO^4H^2 + 2NaCl = 2HCl + SO^4Na^2.$$

L'opération définie par les deux premières équations s'effectue soit dans des fours à réverbère, soit dans des fours tournants. Ces derniers évitent à l'ouvrier le travail très pénible de brasser d'une manière continue la masse pâteuse et portée au rouge blanc. On obtient des blocs appelés pains de soude qui, après refroidissement complet, sont soumis au cassage. Les fragments sont dissous dans des chaudières chauffées à la vapeur. La solution obtenue est conduite dans des bassins maintenus à 40°; il se forme un dépôt de sulfure de fer, on retire et on évapore le liquide qui surnage. Les cristaux ainsi obtenus sont séchés et livrés au commerce.

2° Procédé Solvay. Ce procédé est basé sur la propriété que possède une solution saturée de chlorure de sodium de réagir sur le bicarbonate d'ammoniaque pour former du bicarbonate de sodium et du chlorure d'ammonium :

$$NaCl + CO^3H(AzH^4) = CO^3NaH + AzH^4Cl.$$

La dissolution concentrée de sel marin est d'abord saturée d'ammoniaque. On y fait passer un courant prolongé d'acide carbonique. Le bicarbonate d'ammoniaque qui se produit détermine la formation et la précipitation du bicarbonate de sodium. On filtre et on essore le précipité. Une légère calcination transforme le bicarbonate de sodium en carbonate neutre. Le gaz ammoniac employé est obtenu en décomposant le chlorure d'ammonium par la chaux. La chaux provient de la calcination du carbonate de calcium qui fournit en même temps de l'acide carbonique nécessaire; une autre partie de gaz carbonique provient de la calcination du bicarbonate de sodium.

Les substances à renouveler seraient donc uniquement le chlorure de sodium et le carbonate de calcium, si l'on pouvait éviter la petite perte d'ammoniaque, qui est le produit le plus coûteux.

La soude est employée dans la fabrication des glaces et de la verrerie

Hydrate de sodium ou soude caustique. — On le prépare comme la potasse caustique, c'est-à-dire par l'action de la chaux sur le carbonate de sodium.

La soude caustique est employée pour la fabrication des savons, des matières colorantes, l'épuration des pétroles.

Elle sert aussi à la préparation du sodium. Pour cela, on distille dans des creusets, dont le couvercle est muni d'un tube de dégagement, un mélange de soude caustique et d'un carbure de fer obtenu en chauffant du goudron avec du fer très divisé :

$$3NaOH + FeC^2 = 3Na + Fe + CO^2 + 3H.$$

Le sodium ainsi obtenu sert à la préparation de l'aluminium.

Chlorure de sodium. — On se procure le chlorure de sodium soit en exploitant les mines de sels gemme, soit en déterminant l'évaporation des sources salées ou des eaux de la mer. Ce corps est employé dans l'industrie pour préparer l'acide chlorhydrique, le sulfate et le carbonate de sodium. On l'utilise aussi pour vernir les grès et les poteries. Pour cela, on projette du sel marin humide dans les fours où se fait la cuisson ; le sel vaporisé se décompose sous l'influence de la vapeur d'eau, au contact de la silice et du silicate d'alumine des poteries; il se forme de l'acide chlorhydrique et un silicate double d'alumine et de sodium, vernis vitreux qui fait disparaître toute rugosité et rend les vases imperméables (Troost).

Azotate de sodium. — Existe en abondance au Pérou, presque à la surface du sol. Il sert à préparer l'acide azotique et est employé comme engrais.

Chlorure de soude ou eau de Javelle. — C'est un mélange d'hypochlorite et de chlorure de sodium qu'on obtient en traitant le chlorure de chaux dissous (mélange de chlorure et d'hypochlorite de calcium) par le carbonate de sodium.

L'eau de Javelle est employée dans le blanchissage du linge.

Borate de sodium ou borax. — Le borax, qu'on obtient par l'évaporation des eaux de certains lacs de l'Asie ou en traitant le borate de calcium naturel par le carbonate de sodium et un courant de gaz carbonique, est utilisé dans la fabrication de certains verres et émaux. Il est aussi très employé comme antiseptique pour la conservation des viandes et la guérison des plaies.

Silicate de sodium. — Ce sel s'obtient industriellement par fusion d'un mélange de sable fin et de carbonate de sodium. Il est employé pour la fabrication des savons, le lavage des laines, la silicatisation des pierres tendres, la fixation des mordants en teinture et en impression et pour rendre le bois et les tissus non inflammables.

§ 7. — *Chaux et sels de calcium.*

Chaux. — La chaux s'obtient par calcination au rouge vif dans un four à cuve, du carbonate de calcium ou pierre à chaux. Si le carbonate de calcium est à peu près pur, la chaux obtenue augmente beaucoup de volume en absorbant l'eau. On l'appelle chaux grasse. Elle est douce et onctueuse au toucher.

La chaux maigre provient de calcaires impurs. Elle est grise. En s'éteignant, elle augmente peu de volume.

Si le carbonate de calcium contient de 10 à 30 p. 100 d'argile, on obtient par la calcination les chaux dites hydrauliques, parce qu'elles font prise sous l'eau. Vicat a fait de la chaux hydraulique en calcinant un mélange de 4 parties de craie de Meudon et 1 partie d'argile de Vanves.

Le ciment provient de la calcination d'un calcaire contenant de 30 à 60 p. 100 d'argile. Mélangé à l'eau, il se solidifie en quelques instants, soit à l'air, soit sous l'eau. Il peut être gâché et appliqué comme le plâtre. Vicat a obtenu des ciments artificiels en cuisant un carbonate de calcium auquel on a mêlé 40 p. 100 d'argile.

Carbonate de calcium. — Corps très répandu dans la nature. Ses principales variétés sont :

Le calcaire cristallisé (spath d'Islande, aragonite) ;

Le calcaire fibreux (albâtre, stalactites, stalagmites, incrustations d'eaux calcaires) ;

Le calcaire saccharoïde (marbre blanc) ;

Le calcaire compact (marbres de couleur) ;

Le calcaire lithographique (pierre lithographique) ;

Le calcaire terreux (calcaire grossier, craie, marne) ;

Le calcaire amorphe (pierre de taille et moellons).

Le carbonate de calcium est employé comme fondant en métallurgie et pour l'amendement des terres.

Sulfate de calcium. — Le sulfate de calcium est très répandu dans la nature à l'état anhydre (anhydride) ou à l'état hydraté $SO^4 Ca + 2 H^2O$ (gypse ou pierre à plâtre).

En calcinant le gypse, on élimine les deux molécules d'eau qu'il renferme et on obtient le plâtre. Le plâtre qui est gâché avec son volume d'eau se prend au bout de quelques instants en une masse solide très dure ; cette propriété permet de l'employer dans les constructions. Il est utilisé aussi dans le moulage d'objets de décoration et pour prendre l'empreinte des médailles.

Superphosphates de calcium. — Le phosphate tricalcique qui existe dans la nature étant insoluble dans l'eau n'est que difficilement assimilable par les végétaux. De là la nécessité, pour son utilisation en agriculture, de le transformer en superphosphate ou phosphate mono ou dicalcique soluble dans l'eau ou dans les acides faibles.

Pour obtenir ces superphosphates, il suffit de mélanger les phosphates naturels à une quantité convenable d'acide sulfurique. On peut aussi traiter le phosphate naturel par l'acide chlorhydrique et additionner la liqueur claire décantée d'une quantité de lait de chaux en proportion convenable pour transformer tout l'acide phosphorique en phosphate dicalcique insoluble qui se dépose ; le précipité, lavé à l'eau chaude, est recueilli et livré au commerce.

Chlorure de chaux. — Le chlorure de chaux est un mélange d'hypochlorite de calcium, de chlorure de calcium et de chaux. On l'obtient en faisant passer un courant de chlore sur de la chaux éteinte, disposée en couches minces sur des tablettes horizontales, placées le long des murs d'une chambre en maçonnerie.

Le chlorure de chaux est employé comme décolorant et désinfectant.

§ 8. — *Baryte, sulfate et azotate de baryum.*

Baryte. — On l'obtient par calcination dans un four à cuve en présence du charbon, du carbonate de baryum naturel. Elle est employée pour la fabrication de divers acides organiques et l'extraction du sucre des mélasses de betteraves. Si on la chauffe au rouge sombre dans des cornues horizontales en fonte traversées par un courant d'air, on obtient le bioxyde de baryum, qui sert à la fabrication de l'oxygène et de l'eau oxygénée.

Sulfate de baryum. — La dissolution de sulfate de baryum obtenue en traitant le chlorure de baryum dissous par l'acide sulfurique étendu est employée sous le nom de blanc fixe dans la peinture à l'huile et la fabrication des papiers de tenture.

Azotate de baryum. — Employé en pyrotechnie.

CHAPITRE II

MATIÈRES TOXIQUES

L'industrie est obligée de recourir, pour effectuer les diverses transformations qu'elle se propose, à un grand nombre de matières toxiques. Celles de ces matières que les ouvriers ont le plus souvent à manier sont : le plomb, le mercure, l'arsenic, le phosphore, le sulfure de carbone et leurs composés.

§ 1er. — *Plomb.*

Extraction. — Le minerai le plus important est le sulfure de plomb ou galène. On extrait le plomb par plusieurs méthodes.

1° *Méthode par précipitation.* — Il suffit de chauffer la galène avec du fer qui déplace le plomb pour se combiner avec le soufre.

$$PbS + Fe = FeS + Pb.$$

2° *Méthode par grillage et réaction.* — La galène est d'abord grillée au contact de l'air, il se forme de l'oxyde et du sulfate de plomb :

$$PbS + 3O = SO^2 + PbO$$
$$PbS + 4O = SO^4Pb.$$

On donne ensuite un coup de feu en fermant les portes du four, et le sulfure non oxydé réagit sur l'oxyde et le sulfate déjà formés pour donner de l'acide sulfureux et du plomb métallique :

$$PbS + 2PbO = SO^2 + 3Pb$$
$$PbS + SO^4Pb = 2SO^2 + 2Pb.$$

3° *Méthode par grillage et réduction.* — Par un premier grillage à haute température, il ne se forme que de l'oxyde de plomb et de l'acide sulfureux qui s'élimine :

$$PbS + 3O = PbO + SO^2;$$

en réduisant ensuite l'oxyde par le charbon, on obtient le plomb métallique :

$$PbO + C = CO + Pb.$$

Purification. — Le plomb préparé par ces diverses méthodes contient des matières étrangères. La purification s'effectue en chauffant le métal au contact de l'air. Les impuretés brûlent les premières et on cesse de chauffer dès qu'on voit se produire de la litharge.

Si le plomb ne contient pas d'argent, on le livre au commerce. Mais, le plus souvent, le plomb retiré de la galène contient de l'argent en assez grande quantité pour qu'il y ait profit à l'en extraire. Le plomb argentifère prend le nom de plomb d'œuvre.

Avant 1829, le seul procédé connu pour séparer l'argent du plomb était la coupellation, qui nécessite la transformation de toute la masse du plomb en litharge.

Par le procédé de l'ingénieur anglais Pattinson, on peut immédiatement, sans grande difficulté, séparer une grande quantité de plomb à l'état métallique et obtenir un alliage de plomb et d'argent suffisamment riche pour pouvoir être soumis à la coupellation.

Pattinson a fondé son procédé sur l'observation suivante :

Quand du plomb contenant de l'argent est fondu, puis abandonné au refroidissement, les premières portions qui cristallisent et se déposent au fond du bain sont constituées par du plomb pur; tout l'argent est contenu dans les portions qui sont restées liquides.

Dans l'industrie, on fond le plomb argentifère dans une chaudière au milieu de laquelle se meut un agitateur à palettes. A mesure que la solidification fait des progrès, le mouvement de l'agitateur ralentit, bientôt il finit par cesser tout à fait. On fait alors écouler dans une autre chaudière la partie qui est demeurée liquide et qui contient tout l'argent. L'alliage ainsi obtenu, soumis à son tour à plusieurs fusions et refroidissements, donne un plomb de plus en plus riche. On remplace quelquefois l'arbre à palette par un courant de vapeur d'eau qui purifie le métal tout en imprimant à la masse un mouvement rapide.

En 1842, Karsten a imaginé un procédé de désargentation basé sur ce fait que, si dans un alliage fondu de plomb et d'argent on introduit du zinc, le zinc prend tout l'argent et vient se rassembler à la surface du bain métallique.

On peut aussi affiner le plomb par électrolyse. Les plaques de plomb impur sont renfermées dans des sacs de mousseline et reliées par des traverses métalliques au pôle positif d'une dynamo, les cathodes sont formées par des plaques de plomb pur et la solution électrolytique est une solution de sulfate de plomb dans de l'acétate de sodium. Le sulfate de plomb est décomposé, du plomb se dépose sur les cathodes et l'acide, mis en liberté, dissout le plomb, le fer et le zinc de l'anode.

Le plomb seul se sépare à l'état métallique, tandis que le fer et le zinc sont précipités à l'état d'oxydes. Quant à l'argent et l'or, ils restent à l'état insoluble dans les sacs de mousseline de l'anode; on les recueille et on les purifie par les méthodes ordinaires.

Principaux composés du plomb. — Massicot. — En fondant le métal à l'air à température peu élevée, on obtient le protoxyde de plomb PbO appelé massicot.

Litharge. — Si la fusion a lieu à haute température, on a un corps de même composition chimique appelé litharge.

La litharge est employée dans la fabrication des vernis gras, des apprêts d'étoffes, la dorure sur bois, la teinture des crins de cheval.

Minium. — Il existe un oxyde de formule Pb^3O^4, le minium, obtenu en chauffant le massicot dans des caisses de fer battu placées dans des fours où l'air peut pénétrer.

La mine orange, qui sert en peinture, est un minium obtenu par l'oxydation du carbonate de plomb. Le minium sert à colorer les papiers de tenture et la cire à cacheter; il sert également à la peinture de la fonte. Son principal usage est la fabrication du cristal, du strass et du flint glass, auxquels il donne une limpidité parfaite et un grand pouvoir réfringent. Il leur communique aussi la fusibilité. On se sert du minium pour faire le vernis des poteries ordinaires et l'émail des faïences.

Oxyde puce. — On connaît aussi le bioxyde de plomb PbO^2 appelé, à cause de sa couleur, oxyde puce. Il existe à l'état naturel; on peut l'obtenir en décomposant le minium par l'acide azotique. On l'emploie quelquefois dans la fabrication des émaux et des vernis.

Céruse. — La céruse est un carbonate basique de plomb qu'on peut obtenir par quatre méthodes principales désignées par les noms des contrées où elles ont été imaginées.

1° La méthode hollandaise, basée sur l'oxydation du plomb métallique au contact de l'oxygène de l'air, la transformation de cet oxyde en acétate au moyen des vapeurs de vinaigre, et la transformation de cet acétate en carbonate par l'acide carbonique. Pour cela, les lamelles de plomb sont placées dans des pots contenant un mélange de vinaigre et de bière et entassés par couches régulières qu'entoure et sépare du fumier de cheval, le tout étant disposé dans une fosse maçonnée.

2° La méthode allemande, qui suit de point en point la théorie de la fabrication précédente. Pour cela, on dispose de grandes plaques de plomb dans une chambre où l'on fait arriver de l'air, de la vapeur d'eau, du vinaigre et de l'acide carbonique.

3° La méthode de Clichy ou méthode française, qui consiste à traiter la litharge par le vinaigre de bois rectifié, ce qui fournit de l'acétate tribasique de plomb qu'il suffit de décomposer par de l'acide carbonique.

4° La méthode anglaise, dans laquelle le courant d'acide carbonique est envoyé directement dans les cuves où l'oxyde de plomb est mis en digestion avec l'acide acétique, de sorte que l'acétate tribasique est décomposé au fur et à mesure de sa formation. L'acide carbonique est apporté par un courant d'air qui a passé sur des charbons incandescents.

Dans les deux premiers procédés, il est nécessaire, pour séparer la céruse d'avec le plomb, de soumettre les plaques à l'épluchage et au décapage, qui s'effectuaient autrefois en frappant ces plaques l'une contre l'autre avec un marteau. Aujourd'hui ces deux opérations se font mécaniquement en appareil clos.

Dans la méthode française et la méthode anglaise, il n'est pas besoin d'effectuer l'épluchage et le décapage ; mais ces deux méthodes comme les deux premières nécessitent : le broyage par lequel la céruse, après avoir été humectée, est écrasée entre des meules ; la dessiccation dans une étuve de la pâte résultant du broyage ; la pulvérisation de la pâte desséchée, le blutage et l'embarillage.

Oxychlorure. — En traitant la litharge par l'acide chlorhydrique, on obtient le chlorure $PbCl^2$. Ce chlorure peut se combiner au protoxyde de plomb pour donner des oxychlorures d'une couleur jaune qu'on utilise en peinture sous les noms de jaune minéral, jaune de Cassel, jaune de Paris, jaune de Vérone.

Industries dans lesquelles on a à craindre l'intoxication saturnine. — Les principales industries dans lesquelles on a à craindre l'intoxication saturnine sont :

1° Les industries de confection du plomb métallique qui comprennent la fonte du plomb, le laminage, la confection du plomb en tuyaux et la confection du plomb de chasse ;

2° La fabrication des oxydes de plomb (litharge, massicot, minium et mine orange) ;

3° La fabrication de la céruse, du chromate de plomb et de l'oxychlorure ;

4° La fabrication des vernis gras. Ces vernis étant formés d'un mélange de copal, d'huile de lin et d'essence de térébenthine, on doit s'assurer que l'huile de lin n'est point falsifiée par de l'huile de poisson ou du suif, en la faisant bouillir dans une chaudière avec de la litharge. Le liquide décanté doit devenir très clair, s'il est pur;

5° La fabrication des apprêts pour rendre les étoffes imperméables. Les apprêts les plus employés sont l'huile brune qu'on prépare en faisant bouillir dans une chaudière pendant 3 jours, de l'huile de lin, de la terre d'ombre et de la litharge et l'huile blonde azotée obtenue en faisant cuire de l'huile de lin et de la litharge, mais sans terre d'ombre ;

6° La dorure sur bois. On étend sur la pièce à dorer un vernis formé de litharge et de céruse délayées dans l'essence de térébenthine, puis on applique au brunissoir les feuilles d'or ;

7° Le vernissage et la coloration de la faïence et de la porcelaine. Le vernissage de la faïence fine s'obtient en plongeant avec la main les objets façonnés et cuits dans de l'eau contenant en suspension de la poudre d'émail composée d'oxydes de plomb et d'étain. L'ornementation des porcelaines s'effectue avec des oxydes métalliques associés à des fondants constitués souvent par du minium et de la litharge ;

8° Les fabriques de papiers peints. Les papiers à fond blanc sont le plus souvent obtenus avec la céruse, ceux à fond jaune avec les sels de plomb (chromate, oxyde, oxychlorure, iodure, etc.) ;

9° Les verreries et cristalleries. Le cristal est constitué par un mélange de sable, de minium et de potasse finement pulvérisés et mélangés intimement. Les dessins de verre mousseline sont obtenus à l'aide d'un émail très riche en plomb qui est plus faible que le verre ;

10° La teinture des crins de cheval que l'on effectue avec de la litharge ;

11° La coloration des fleurs artificielles (les teintes blanches, jaunes et rouges sont souvent obtenues avec le carbonate de plomb, le chromate de plomb et l'oxyde de plomb) ;

12° La fabrication des meubles laqués. On recouvre le meuble d'un enduit blanc qui renferme jusqu'à 50 p. 100 de plomb. On le soumet à la cuisson ; on le polit avec du papier de verre ; des peintres le colorent et on procède à un polissage humide avec de la pierre ponce ;

13° Le blanchissage des dentelles à la céruse.

Assainissement des industries où se manipulent le plomb et ses composés. — Les précautions à prendre dans les usines, ateliers, chantiers, etc., où l'on se livre soit à la fabrication, soit à la manipulation du plomb et de ses divers composés, sont consignées dans l'instruction suivante approuvée par le Conseil d'hygiène et de salubrité du département de la Seine :

« Les fabricants de céruse, massicot et minium, les patrons d'ouvriers peintres en bâtiment, voitures et meubles coloriés, les mastiqueurs, ponceurs, brûleurs de peinture, les fabricants de potée d'étain ; les potiers d'étain, de terre émaillée ; les faïenciers ; les fabricants d'émaux ; les fondeurs de plomb et de ses alliages ; les marchands et broyeurs de couleurs ; les fondeurs et polisseurs de caractères d'imprimerie ; les chefs d'atelier de typographie ; les polisseurs de glaces et de camée ; les fabricants et tailleurs de cristal ; les chaudronniers et mécaniciens ; les dessoudeurs de boîtes en fer-blanc ; les cartouchiers ; les apprêteurs de poils, de cuirs et de dentelles à l'acétate de plomb et à la céruse ; les fabricants de toiles cirées, papiers glacés, papiers peints, mèches à criquet plombifères, etc., etc., et en général, tous les chefs d'usines, d'ateliers, de chantiers où l'on manie le plomb et ses composés, doivent faire connaître à leurs ouvriers que ce métal et ses nombreuses préparations solubles ou insolubles sont vénéneux. »

Le plomb et ses préparations sont vénéneux, même par leur simple contact avec la peau, mais surtout lorsqu'on respire ou qu'on avale les poussières qui contiennent ce métal.

Les patrons sont tenus de veiller à la stricte application des prescriptions et précautions suivantes :

§ 1er. — Prescriptions et précautions relatives aux usines, ateliers et chantiers où l'on se livre soit à la fabrication, soit à la manipulation du plomb et de ses composés.

A. — *Usines à céruse, massicot et minium.*

Les usines où l'on fabrique la céruse, le massicot et le minium doivent pouvoir être facilement ventilées, balayées, lavées à grande eau dans toutes leurs parties.

Les opérations de l'écaillage, de l'épluchage et de l'écrasage de la céruse et du massicot, doivent être faites sous l'eau ou sur des matières sortant de l'eau et ruisselantes.

Les broyages et blutages de la céruse, du massicot et du minium seront pratiqués dans des appareils clos à parois de tôle rivée. Les raclages, cassages, broyages, montures, brossages de ces substances seront opérés autant que possible mécaniquement. Les manipulations directes avec jet à la pelle, les transports en chariots ou brouettes ouvertes sont interdits pour les matières sèches. Les fours à calcination peuvent être construits dans les ateliers, à la condition qu'on prenne les moyens nécessaires pour que toute poussière ou fumée plombique soit entraînée au dehors.

Toutes les semaines, les charpentes, murs et planches des ateliers doivent être lavés à grande eau pour enlever avec soin toutes les parcelles toxiques.

Un tuyau de conduite d'eau, muni d'un robinet au moins

par trois hommes, se trouvera à la sortie des ateliers, pour que les ouvriers puissent, deux fois par jour, procéder aux soins de propreté indispensables à leur santé, soins dont il sera parlé au paragraphe 2.

Les patrons et chefs d'ateliers veilleront à ce que les blouses ou autres vêtements de travail restent à la fabrique pendant que les ouvriers vont prendre leur repas au dehors. Ces vêtements seront battus et brossés plusieurs fois par semaine hors des heures de travail et loin des ateliers.

L'emploi de l'huile diminue d'une façon très efficace les inconvénients constatés dans la fabrication de la céruse à sec ou à l'eau.

Un registre spécial, mis à jour à chaque visite par le médecin, indiquera l'origine de l'ouvrier, ses précédents pathologiques, ses occupations antérieures dans la fabrique, la nature de son travail actuel, son état de santé au moment de la visite hebdomadaire.

B. — *Ateliers et chantiers de peintres en bâtiments, broyeurs de couleurs, ponceurs, etc.*

Les ateliers et chantiers doivent être bien aérés et largement ouverts partout où il peut se produire des poussières provenant du broyage, ponçage et brûlage des couleurs et peintures plombifères. Les ouvertures doivent être laissées béantes toutes les fois que des peintures à la céruse seront apposées sur les murs, les meubles, etc., tant que celles-ci ne seront pas desséchées.

Les blutages ou tamisages, transvasements, mélanges de couleurs ne doivent pas être faits dans le local où séjournent habituellement les ouvriers.

Toutes les parties de l'atelier doivent être lavées à grande eau chaque fois que des poussières toxiques se seront produites et déposées sur les murs, les charpentes, le mobilier, etc...

Le patron ou, en son absence, le chef d'atelier est tenu

de surveiller sévèrement la mise en pratique de ces précautions et de s'assurer que ses ouvriers, avant d'aller prendre leurs repas, quittent leurs blouses de travail et procèdent aux soins de toilette nécessaires.

On ne peut que désapprouver entièrement le broyage de la céruse sèche à la main et son mélange à l'huile au moyen de la mollette. Cette pratique est la cause d'un grand nombre d'accidents. Il est de beaucoup préférable, pour broyer la céruse avec les diverses couleurs, de prendre celle qui a été préalablement mélangée à l'huile dans les fabriques.

C. — *Autres ateliers où l'on manie le plomb et ses diverses préparations.*

Partout où l'on manie le plomb, ses alliages et ses autres préparations, les chefs d'atelier doivent éviter tout ce qui pourrait mettre inutilement l'ouvrier en contact direct avec le plomb en nature et ses divers composés.

Ils doivent veiller à la propreté minutieuse des ateliers, et en exclure, par des lavages répétés, toutes les poussières plombiques. Ils doivent, autant que possible, éviter tous battages, pelletages, trépidations, etc., qui pourraient se produire dans les pièces closes où travaillent les hommes ; ces opérations occasionnent et soulèvent des poussières plombiques dangereuses.

Dans aucun cas, l'ouvrier ne sera astreint à broyer ou bluter des préparations plombiques, telles que : émail en poudre, cristal, potée d'étain, fards, cendres plombiques, couleurs en poudre à la céruse, etc., autrement qu'en vases clos.

On ne doit pas laisser les ouvriers séjourner et moins encore prendre leurs repas dans les enceintes où se dégageraient notoirement des poussières contenant du plomb.

§ 2. — Prescriptions et conseils relatifs aux ouvriers.

Les ouvriers qui manient le plomb sous toutes ses formes: métal, alliages, préparations solubles ou insolubles, doivent considérer comme certain que l'absorption du toxique peut se faire par le simple contact avec la peau, mais qu'elle a surtout lieu par la bouche, les narines et le jeu de la respiration. Ils sont par conséquent tenus, dans l'intérêt commun, de prévenir tout dégagement de composés plombiques à l'état de poussières et d'éviter tout contact direct inutile avec le plomb et ses préparations. La propreté de leur personne, de leurs vêtements, de leurs outils, et en particulier de leurs mains, de leur figure et, plus particulièrement de leur bouche au moment de leurs repas, est une condition indispensable de leur santé.

Ces précautions jointes à une bonne alimentation, surtout si l'on évite tout excès, et en particulier l'abus des boissons, suffisent pour rendre leur travail à peu près inoffensif.

Tout ouvrier sortant d'une céruserie, plomberie, chantier de peinture en bâtiments, cristallerie, émaillerie, etc., doit, par conséquent, se laver les mains, la face, les narines et se rincer la bouche avec le plus grand soin. Pour cela, après s'être vivement frotté les mains, les avant-bras et les sillons des ongles avec du sable ou de l'argile mis à sa disposition par le patron, il se rincera dans l'eau courante. Il devra procéder alors au lavage des narines, de la bouche, de la figure, épousseter ses vêtements de ville, éponger ses chaussures, etc.

Tout ouvrier qui sort d'un atelier ou d'une fabrique ayant sur ses mains, ses bras, ses vêtements, des poussières ou des maculatures plombiques, s'expose à absorber le toxique, soit par les poumons, soit par la bouche durant les repas.

Aucun aliment ne doit être déposé ni consommé dans la fabrique ou l'atelier.

Les cérusiers, peintres, émailleurs auront soin, plus qu'aucun autre ouvrier, d'éviter toute cause débilitante. La plus dangereuse est l'abus des boissons alcooliques.

Il est vivement conseillé au médecin de la fabrique de mettre momentanément au repos les ouvriers qui présenteraient le moindre liséré bleu des gencives, l'acidité fétide de l'haleine, l'insomnie, la colique sèche, la paralysie ou l'analgésie saturnines et de ne les recevoir de nouveau que lorsque tous ces symptômes se seront parfaitement dissipés. Si une nouvelle attaque de saturnisme reparaissait, le médecin devrait prescrire, ainsi qu'on le pratique dans les usines les mieux tenues, le renvoi définitif de l'ouvrier reconnu incapable de reprendre ce dangereux travail.

Les ouvriers qui manient le plomb et ses composés doivent recourir à une alimentation suffisante et aussi substantielle que possible, user largement de lait légèrement miellé, manger salé, éviter les aliments acidulés.

Les bains sulfureux ou savonneux, pris toutes les semaines, sont fort utiles.

Dès le début des accidents, l'ouvrier doit recourir au médecin, qui jugera des précautions à prendre et de l'opportunité de l'usage interne de l'iodure de potassium qui, prescrit avec prudence, produit les meilleurs résultats. Ce médicament, qui est employé comme moyen préventif dans plusieurs fabriques françaises du Nord et de la Belgique, ne doit être pris que sur l'ordonnance et sous la surveillance du médecin.

L'usage des boissons et limonades sulfuriques ne saurait être recommandé.

Conditions légales des femmes et des enfants dans ces industries. — Elles sont contenues dans les tableaux A et C annexés au décret du 13 mai 1893, dont nous avons extrait tout ce qui concerne les industries où l'on craint l'intoxication saturnine. Il a été tenu compte des légères modifications apportées par le décret du 3 mai 1900.

TABLEAU A. — Travaux interdits aux enfants au-dessous de 18 ans, aux filles mineures et aux femmes.

TRAVAUX.	RAISONS de L'INTERDICTION.
Cendres d'orfèvre (Traitement des) par le plomb .	Maladies spéciales dues aux émanations nuisibles.
Céruse ou blanc de plomb (Fabrication de la) . .	*Idem.*
Chlorure de plomb (Fonderie).	Émanations nuisibles.
Cristaux (Polissage à sec)	Poussières dangereuses.
Dentelles (Blanchissage à la céruse des).	*Idem.*
Émaux (Grattage des) dans les fabriques de verre mousseline.	Poussières nuisibles.
Fonte et laminage du plomb.	Maladies spéciales dues aux émanations.
Litharge (Fabrication de la)	*Idem.*
Massicot (Fabrication du)	*Idem.*
Minium (Fabrication du)	*Idem.*
Traitement des minerais de plomb, zinc et cuivre pour obtention des métaux bruts.	Émanations nuisibles.

TABLEAU C. — Établissements dans lesquels l'emploi des enfants au-dessous de 18 ans, des filles mineures et des femmes est autorisé sous certaines conditions.

ÉTABLISSEMENTS.	CONDITIONS.	MOTIFS.
Émail (Application de l') sur les métaux.	Les enfants au-dessous de 18 ans, les filles mineures et les femmes ne seront pas employés dans les ateliers où l'on broie et blute les matières . .	Émanations nuisibles.
Émaux (Fabrication d') avec fours non fumivores.	*Idem*	*Idem.*
Peaux (Lustrage et apprêtage des).	Les enfants au-dessous de 18 ans ne seront pas employés lorsque les poussières se dégageront librement dans les ateliers.	Poussières nuisibles.
Toiles peintes (Fabriques de).	Les enfants au-dessous de 18 ans, les filles mineures et les femmes ne seront pas employés dans les ateliers où l'on emploie les matières toxiques.	Danger d'empoisonnement.

§ 2. — Mercure.

Extraction du mercure. — On retire le mercure du sulfure de mercure naturel HgS appelé cinabre. Ce sulfure existe en assez grande abondance à Almaden, à Idria et dans le Palatinat. En le calcinant, le soufre s'élimine à l'état d'anhydride sulfureux et le mercure distille :

$$HgS + 2O = SO^2 + Hg.$$

Le sulfure du Palatinat renfermant une gangue calcaire, il se produit la réaction suivante :

$$4\,HgS + 4\,CaO = SO^4\,Ca + 3\,CaS + 4\,Hg.$$

Le minerai est introduit dans des cornues auxquelles sont adaptés des récipients en terre contenant de l'eau dans laquelle le mercure vient se condenser.

Le mercure ainsi obtenu est expédié dans des bouteilles en fer, il renferme des impuretés dont on le débarrasse par distillation ; il suffit pour cela de soumettre à l'action de la chaleur les bouteilles d'envoi qu'on prolonge par une allonge venant plonger dans un récipient d'eau et entourée d'un linge sur lequel tombe un filet d'eau.

Composés du mercure. — Le sulfure de mercure obtenu artificiellement en triturant du mercure et du soufre et amené ainsi à l'état de division extrême porte le nom de vermillon. Il est utilisé pour produire de belles colorations rouges.

Le chlore forme avec le mercure deux composés : le protochlorure et le bichlorure qui s'obtiennent en calcinant respectivement avec du sel marin le sulfate mercureux et le sulfate mercurique :

$$SO^4\,Hg^2 + 2\,NaCl = 2\,HgCl + SO^4\,Na^2$$
$$SO^4\,Hg + 2\,NaCl = HgCl^2 + SO^4\,Na^2.$$

Le protochlorure, qu'on appelle encore calomel, est utilisé en médecine comme purgatif et vermifuge.

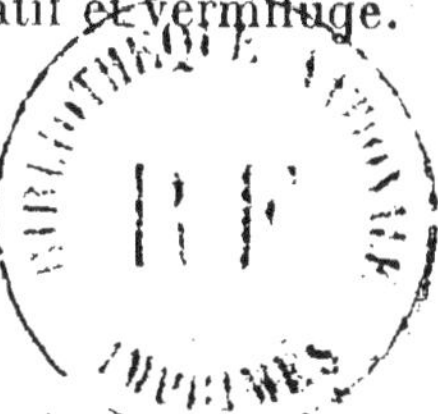

Le bichlorure ou sublimé corrosif est employé pour le mordançage et la conservation des pièces anatomiques.

Les sulfates et les nitrates de mercure s'obtiennent en traitant le mercure par les acides sulfurique et azotique. Les sulfates servent à la préparation des chlorures et les nitrates sont utilisés dans la dorure et le secrétage.

Le fulminate de mercure s'obtient en dissolvant du mercure dans l'acide azotique et en ajoutant à cette dissolution chauffée un filet d'alcool. Cette substance sert à la fabrication des capsules de fusils qui en contiennent 15 à 20 milligrammes.

Accidents mercuriels. — On observe généralement dans l'ordre chronologique les symptômes suivants :

1° Stomatite mercurielle.	Forme aiguë.	Grande inflammation de la bouche. Tuméfaction de la langue. Abondante salivation. Ulcérations multiples. Alimentation impossible, insomnie et quelquefois mort par épuisement.
	Forme chronique.	Haleine insupportable. La salivation et les ulcérations font presque défaut. Déchaussement et chute des dents.
2° Encéphalopathie mercurielle.		Insomnie persistante. Faiblesse des mouvements des membres. Tremblement mercuriel. Affaissement intellectuel.
3° Cachexie mercurielle.		Ulcération des muqueuses nasales et buccales. Gonflement des ganglions cervicaux. Éruptions sur la poitrine et le cuir chevelu. Quelquefois les cheveux tombent pour repousser en plus grande abondance et avec une teinte plus foncée.

Les femmes sont sujettes à des avortements et à des accouchements prématurés. Les enfants naissent chétifs, rachitiques et meurent souvent en bas âge. Ces effets désastreux se produisent lors même que l'homme seul travaille, mais ils sont bien plus marqués quand le père et la mère le font. (Poincaré.)

La forme aiguë de l'empoisonnement par le mercure et les sels mercuriels peut être combattue au moyen de vomitifs, d'eau albumineuse en grande quantité, de magnésie, de limaille de fer, etc.

Industries qui font usage du mercure et de ses composés. — Les industries qui font usage du mercure et de ses composés sont :

1° L'étamage des glaces. Cette opération consiste à couvrir une des faces de la glace d'une couche de mercure fixée par de l'étain. On étend sur une pièce bien plane pouvant effectuer un mouvement de bascule sur un axe transversal, une feuille d'étain. On lisse cette feuille et on verse dessus un peu de mercure ; on frotte avec des rouleaux de lisière de drap. On fait arriver par glissement sur cette couche la glace qu'on recouvre d'une pièce de flanelle et de poids. La pression favorise le contact avec l'amalgame et aide à l'expulsion du mercure en excès.

2° Le secrétage des peaux et poils de lièvre et de lapin. Cette opération, très dangereuse, consiste à tremper une brosse dans une solution de nitrate de mercure (obtenue en dissolvant du mercure dans l'eau-forte, avec addition d'arsenic et de sublimé corrosif), et à frictionner vigoureusement dans tous les sens la peau étalée sur une table.

3° La dorure au mercure. On prépare d'abord l'amalgame en ajoutant peu à peu du mercure à des feuilles d'or fondues dans un creuset rougi ; sur l'objet à dorer préalablement décapé, on fait une friction avec du nitrate de mercure et l'on applique avec une brosse la poudre d'amalgame ; enfin, on volatilise le mercure en tournant la pièce au-dessus de charbons ardents.

4° Les teintureries. Le mordançage qui a pour but d'imprégner les fibres des tissus d'une substance variable, capable d'y entraîner et d'y fixer la matière colorante, s'effectue souvent avec le bichlorure de mercure.

5° La coloration des fleurs artificielles : certains rouges sont réalisés avec le sulfure, le biiodure et le chromate de mercure.

6° La fabrication des papiers peints, des couleurs d'aniline, des bijoux, des draps imprimés et le damasquinage des fusils, la construction des baromètres et des thermomètres.

Assainissement de ces industries. — Dans l'étamage des glaces, on doit :

1° Ne faire travailler les ouvriers qu'un petit nombre d'heures et leur faire suspendre le travail dès qu'ils ressentent un commencement de salivation ;

2° Donner de grandes proportions aux ateliers et tenir toutes les fenêtres ouvertes ;

3° Ne pas extraire le mercure et l'étain des balayures ;

4° Frotter le mercure sur l'étain à l'aide de rouleaux de drap fixés à l'extrémité de bâtons de $1^{m},20$ de longueur ;

5° Fermer avec un couvercle-entonnoir les seaux qui doivent recueillir le mercure d'égouttage. (Poincaré.)

En outre, Meyer a recommandé de neutraliser les effets des vapeurs mercurielles en répandant tous les soirs sur le sol de l'atelier un demi-litre d'ammoniaque qui saturera l'atmosphère pour la journée du lendemain. Le chlore, d'après Merget, donnerait de meilleurs résultats ; il suffirait de répandre de très faibles quantités d'hypochlorite de chaux dans une pièce saturée de vapeurs mercurielles pour que celles-ci disparaissent promptement par suite de leur combinaison avec le chlore qui les fait passer à l'état de protochlorure ou calomel, le plus inoffensif des composés mercuriels.

On éviterait tout danger d'intoxication en substituant l'argent au mercure. L'opération de l'argenture des glaces est des plus simples. La glace que l'on veut argenter est placée sur une table horizontale en fonte portant une couverture de laine et chauffée à 40° environ; on verse successivement sur la glace bien nettoyée deux solutions : l'une d'acide tartrique, l'autre d'azotate d'argent ammoniacal; sous l'influence de la chaleur, l'acide organique réduit le sel métallique et au bout de vingt minutes environ, l'argent se dépose sur la glace en couche adhérente continue et brillante; l'argenture est terminée en une heure environ.

Dans les industries où l'on distille le mercure pour le condenser ensuite, les ouvriers ne doivent pénétrer dans les chambres de condensation que lorsqu'elles auront été refroidies et qu'il n'y aura plus dans l'air que de très faibles quantités de vapeurs.

Ainsi dans la construction des baromètres, dans le traitement à chaud des amalgames d'or, d'étain, de zinc, etc., le danger de la volatilisation du mercure est d'autant plus grand pour l'ouvrier que celui-ci s'y trouve plus immédiatement exposé. On a préconisé, dans ces cas, l'emploi de hottes protectrices, sortes de cages vitrées surmontées d'un tuyau d'aspiration, dans l'intérieur desquelles on place les fourneaux à vaporiser le mercure. Telle est la fameuse lanterne ou appareil clos que d'Arcet avait inventé pour préserver les doreurs au mercure qui travaillaient en passant les bras sous les bords de la vitrine.

Les mesures de préservation individuelle doivent avoir un caractère de rigueur exceptionnelle dans leur application, tant les vêtements s'imprègnent rapidement de mercure. (Layet.)

Il serait très utile d'employer des masques préservateurs.

M. Dargelot, d'Aix, a fait connaître un moyen d'assainissement de la chapellerie qui supprime à la fois l'intoxication par le mercure et l'action nuisible des vapeurs nitreuses. Il substitue dans le secrétage l'eau régale à la solution de nitrate de mercure. A froid, l'eau régale ne se décompose pas; s'il n'y a pas de décomposition, il n'y a par suite aucune production de chlore ou d'acide hypoazotique.

Ce dernier gaz qui est indispensable au secrétage n'est produit que dans les étuves où l'ouvrier n'est pas obligé d'entrer, si on établit les peaux sur des séchoirs montés sur rails, qu'on fait glisser dans l'étuve, sans que l'ouvrier lui-même ait besoin d'y pénétrer avant qu'elle ait été aérée.

Le moyen radical pour supprimer l'intoxication mercurielle serait de remplacer les procédés de fabrication au mercure par d'autres procédés inoffensifs conduisant au même résultat industriel.

Conditions légales de l'emploi des enfants et des femmes dans ces industries. — Elles sont renfermées dans les tableaux annexés au décret du 13 mai 1893 dont nous avons extrait tout ce qui concerne les industries où l'on craint l'intoxication mercurielle.

TABLEAU A. — Travaux interdits aux enfants au-dessous de 18 ans, aux filles mineures et aux femmes.

TRAVAUX.	RAISONS de L'INTERDICTION.
Étamage des glaces par le mercure (Ateliers d') .	Maladies spéciales dues aux émanations.
Fulminate de mercure (Fabrication du).	Émanations nuisibles.
Secrétage des peaux ou poils de lièvre ou de lapin.	Poussières nuisibles ou vénéneuses.
Sulfate de mercure (Fabrication du).	Maladies spéciales dues aux émanations.
Matières colorantes (Fabrication des) au moyen de l'aniline et de la nitrobenzine	Émanations nuisibles.

TABLEAU C. — Établissements dans lesquels l'emploi des enfants au-dessous de 18 ans, des filles mineures et des femmes est autorisé sous certaines conditions.

ÉTABLISSEMENTS.	CONDITIONS.	MOTIFS.
Dorure et argenture . .	Les enfants au-dessous de 18 ans, les filles mineures et les femmes ne seront pas employés dans les ateliers où se produisent des vapeurs acides et mercurielles.	Émanations nuisibles.
Nitrates métalliques obtenus par l'action directe des acides (Fabrication des).	Les enfants au-dessous de 18 ans, les filles mineures et les femmes ne seront pas employés dans les ateliers où se dégagent les vapeurs et où se manipulent les acides. . .	Vapeurs nuisibles.
Peaux de lapin ou de lièvre (Éjarrage et coupage des poils de).	Les enfants au-dessous de 18 ans ne seront pas employés lorsque les poussières se dégageront librement dans les ateliers.	Poussières nuisibles.
Teintureries.	Les enfants au-dessous de 18 ans, les filles mineures et les femmes ne seront pas employés dans les ateliers où l'on emploie des matières toxiques.	Danger d'empoisonnement.
Toiles peintes (Fabriques de)	*Idem*	*Idem.*

§ 3. — *Poussières et vapeurs arsenicales.*

Intoxication arsenicale. — L'intoxication industrielle par l'arsenic s'observe, au bout d'un temps plus ou moins long, chez tous les ouvriers qui manipulent ce corps ou les composés qui en contiennent. Elle se manifeste par de l'inappétence, de la céphalalgie, des vomissements, de la diarrhée, de l'affaiblissement et de la pâleur. (Proust.) Ces symptômes s'aggravent si l'ouvrier n'abandonne pas son travail. Les éruptions causées par la manipulation des matières arsenicales sont de deux sortes : les unes, résultant de l'action locale de l'arsenic sur la peau et se traduisant par les vésicules, les pustules, les ulcérations ; les autres, dues à l'effet de l'absorption de la substance toxique comprennent les plaques érythémateuses, les plaques d'eczéma et des taches brunes indélébiles que Duvergié considère comme spéciales à l'intoxication arsenicale.

Fabrication de l'arsenic. — L'anhydride arsénieux ou arsenic du commerce s'obtient industriellement par le grillage des minerais arsénifères. Cette opération s'effectue dans de grands fourneaux à réverbère qu'on chauffe au coke pour avoir une flamme sans fumée. Les gaz du foyer chargés de vapeurs d'anhydride arsénieux traversent, à leur sortie du foyer, un cylindre de 250 mètres de long où l'anhydride arsénieux se condense sous forme d'une poudre blanche (fleur d'arsenic). Ce produit pulvérulent est transformé par sublimation.

Les ouvriers qui extraient le minerai arsénifère dans les galeries souterraines n'éprouvent que quelques accidents locaux ; il n'en est pas de même dans le bocardage et le broyage, lorsque cette opération se fait à la main et à sec. Le grillage, la sublimation et le raclage de l'anhydride arsénieux sont plus particulièrement nuisibles. On évite en partie les dangers d'intoxication en obligeant les ouvriers à faire usage de vêtements d'ateliers bien fermés au col et aux manches, de masques, de gants. De plus, les chambres destinées à la condensation des vapeurs arsenicales doivent être en nombre suffisant, bien closes et disposées de manière à ne pas permettre la dissémination de ces vapeurs.

Composés arsenicaux. — Les composés arsenicaux employés fréquemment dans l'industrie sont :

1° L'acide arsénique, qu'on prépare en oxydant l'anhydride arsénieux avec l'acide azotique ;

2° L'arsénite de potassium, obtenu en faisant agir une dissolution de potasse sur un excès d'anhydride arsénieux ;

3° L'arséniate de potassium, résultant de l'action de l'anhydride arsénieux sur l'azotate de potassium;

4° L'arsénite de cuivre ou vert de Scheele, obtenu en traitant une solution de sulfate de cuivre par de l'arsénite de potassium;

5° L'acéto-arsénite de cuivre ou vert de Schweinfurt, formé par un mélange d'arsénite et d'acétate de cuivre;

6° Les sulfures d'arsenic.

Dans les fabriques de préparation de ces composés, les opérations à chaud doivent s'effectuer sous des hottes vitrées et la manipulation des poudres dans des cages vitrées hermétiquement closes.

Le décret du 29 juin 1895 oblige les fabricants de vert de Schweinfurt à se soumettre aux prescriptions ci-après :

« Le sol et les murs des ateliers dans lesquels on fait la dissolution des produits employés, la précipitation et le filtrage du vert, seront fréquemment lavés et maintenus en état constant d'humidité. La même prescription sera appliquée aux parois extérieures des cuves ou autres vases servant à celles de ces préparations qui se font à une température inférieure à l'ébullition.

« Les appareils dans lesquels les liqueurs sont portées à l'ébullition seront ou bien clos ou au moins surmontés d'une hotte communiquant avec l'extérieur.

« Le séchage du vert doit être pratiqué dans une cuve hermétiquement close, sauf le tuyau d'aération, et dans laquelle les ouvriers n'auront accès qu'après son refroidissement.

« Les chefs d'industrie, directeurs ou gérants seront tenus de mettre à la disposition des ouvriers employés aux diverses opérations des masques, éponges mouillées ou autres moyens de protection efficaces des voies respiratoires; ils devront leur donner des gants de travail en toile pour protéger leurs mains. Les gants, éponges, masques, seront fréquemment lavés.

« Ils doivent fournir en outre de la poudre de talc ou de

fécule pour que les ouvriers s'en couvrent les mains, ainsi que les autres parties du corps particulièrement aptes à l'absorption des poussières.

« Les chefs d'industrie, directeurs ou gérants doivent fournir aux ouvriers des vêtements consacrés exclusivement au travail et susceptibles d'être serrés au col, aux poignets et aux chevilles. Ils assureront le lavage fréquent de ces vêtements. »

Industries qui font usage des composés arsenicaux. — Parmi les industries qui font usage des composés arsenicaux, nous citerons :

Les fabriques des couleurs rouges d'aniline où l'acide arsénieux est employé comme oxydant ;

Les mégisseries où, pour l'épilage des peaux, on se sert d'une pâte composée de sulfure d'arsenic et de chaux ;

Les fabriques de papiers peints où l'on utilise le vert de Schweinfurt ;

Les filatures où l'on emploie les arséniates de sodium et de potassium pour désuinter les laines ;

Les orfèvreries où le bronzage en noir se fait avec du sulfure d'arsenic et le bronzage en vert avec les arsénites de cuivre ;

Les ateliers d'empaillage où l'on se sert du savon arsenical de Becœur ;

Les fabriques de fleurs artificielles où l'on utilise beaucoup d'arsenic et d'arséniate de cuivre.

Mesures spéciales de précaution pour se prémunir contre l'intoxication arsenicale. — La fabrication des couleurs arsenicales est soumise en Angleterre au règlement suivant dont les diverses obligations ont force de loi. « Les chefs d'établissement doivent mettre à la disposition des ouvriers une quantité suffisante d'eau froide et d'eau chaude, du savon, des brosses à ongles et des essuie-mains, et prendre des mesures pour que chaque travailleur se lave les mains et la figure avant les repas et avant de quitter le travail. De plus, il doit être installé une salle de bains à l'usage des ouvriers. Des masques respirateurs, des habits de travail, tenus en état constant de propreté, doivent être fournis aux ouvriers. Aucun aliment ne doit être absorbé dans les ateliers où l'on emploie l'arsenic. L'interdiction de fumer est permanente. »

Ces dispositions bien exécutées atténueraient considérablement les dangers de l'arsenic, sans les supprimer. Le seul moyen radical pour assainir le travail consisterait à s'affranchir complètement de l'arsenic et à fabriquer des produits colorants complètement exempts de cet agent toxique.

La question n'est pas insoluble, puisque M. Croupier a obtenu sans arsenic d'excellentes matières colorantes rouges, telles que la rosotoluidine, le rouge de toluidine, le rouge de xylidine, etc.

Dans les fabriques de papiers peints en vert, certains ouvriers foncent le papier, d'autres l'impriment avec le vert de Schweinfurt. Les premiers sont plus exposés que les seconds. Il y en a aussi qui satinent le papier coloré avec le vert arsenical. Des opérations auxquelles se livrent ces ouvriers, une de celles qui les exposent le plus est le satinage des rouleaux, alors qu'ils sont très secs. Il y a là, pendant le travail par le frottement de la brosse, un dégagement d'une infinité de particules toxiques, mais l'opération plus particulièrement dangereuse est le veloutage ; les surfaces sont enduites d'une colle, d'empois ou de gomme et saupoudrées avec du drap réduit en poudre fine, colorée par les verts arsenicaux. Pour atténuer l'intoxication, les fonceurs chargés d'appliquer la couleur générale doivent opérer avec des brosses à manches longs.

Les mêmes ouvriers ne doivent pas être employés trop de temps aux opérations qui exposent le plus à l'absorption des poussières toxiques, telles que le satinage et le veloutage.

Dans quelques fabriques, on a installé de grandes machines qui réalisent, sans intervention directe de l'homme, le fonçage, le transport régulier avec dessiccation concomitante et même la mise en rouleau.

Il existe aussi des satineuses mécaniques qui font passer le papier sous des rouleaux en coton comprimé. Enfin, l'impression à la planche doit être remplacée par l'impression au cylindre graveur mû mécaniquement. (Poincaré, *Hygiène industrielle.*)

Dans toutes les opérations où les poussières d'arsenic sont à craindre, les tables sur lesquelles s'effectue le travail doivent être perforées de manière qu'au moyen d'un système de ventilation placé au-dessous des tables et enveloppant la partie inférieure, les poussières puissent être entraînées facilement. Les masques respirateurs peuvent aussi rendre de grands services, un bon masque peut être organisé au moyen d'un sachet en batiste avec ou sans toile métallique fine et disposé de manière à recouvrir l'entrée des voies respiratoires. Ces précautions sont surtout applicables dans les établissements où le plomb ou l'arsenic sont employés pour l'étamage et l'émaillage des objets métalliques et des ustensiles de cuisine.

Conditions légales de l'emploi des enfants et des femmes dans les industries où l'on manipule des combinaisons arsenicales. — Les conditions légales de l'emploi des enfants et des femmes dans les industries où l'on manipule des combinaisons arsenicales sont renfermées dans les tableaux A et C joints au décret du 13 mai 1893.

TABLEAU A. — Travaux interdits aux enfants au-dessous de 18 ans aux filles mineures et aux femmes.

TRAVAUX.	RAISONS de L'INTERDICTION.
Acide arsénique (Fabrication de l') au moyen de l'acide arsénieux et de l'acide azotique.	Danger d'empoisonnement.
Matières colorantes (Fabrication des) au moyen de l'aniline et de la nitrobenzine	Émanations nuisibles.
Secrétage des peaux ou poils de lièvre ou de lapin.	Poussières nuisibles ou vénéneuses.
Sulfure d'arsenic (Fabrication du).	Danger d'empoisonnement.
Grillage des minerais sulfureux	Émanations nuisibles.

TABLEAU C. — Établissements dans lesquels l'emploi des enfants au-dessous de 18 ans, des filles mineures et des femmes est autorisé sous certaines conditions.

ÉTABLISSEMENTS.	CONDITIONS.	MOTIFS.
Mégisseries	Les enfants au-dessous de 18 ans, les filles mineures et les femmes ne seront pas employés à l'épilage des peaux.	Danger d'empoisonnement.
Peaux de lapin ou de lièvre (Éjarrage et coupage des poils de).	Les enfants au-dessous de 18 ans ne seront pas employés lorsque les poussières se dégageront librement dans les ateliers.	Poussières nuisibles.
Teintureries.	Les enfants au-dessous de 18 ans, les filles mineures et les femmes ne seront pas employés dans les ateliers où l'on emploie des matières toxiques.	Danger d'empoisonnement.
Toiles peintes (Fabriques de)	*Idem*	*Idem.*
Verreries, cristalleries et manufactures de glaces	*Idem*	Poussières nuisibles.

§ 4. — *Phosphore.*

Le phosphore est un corps solide luisant dans l'obscurité. Récemment fondu, il est flexible et peut être rayé avec l'ongle. Il est incolore ou d'une couleur légèrement ambrée. Son odeur rappelle celle de l'ail. Insoluble dans l'eau, il se dissout en petite quantité dans l'alcool et dans l'éther ; il est très soluble dans le sulfure de carbone et dans la benzine.

On doit manier le phosphore avec une extrême prudence. Pour combattre les brûlures qu'il peut produire, on fait usage du liniment oléocalcaire, ou bien on lave la plaie avec de l'eau dans laquelle on a délayé de la magnésie ; cette base sature l'acide provenant de l'oxydation du phosphore et l'empêche de corroder les tissus.

Préparation. — On retire le phosphore des os. Les os sont formés d'une matière organique, l'osséine, qui représente environ le tiers de leur poids, et d'une matière minérale composée principalement de phosphate et de carbonate de chaux.

Après les avoir dégraissés, on les met en contact pendant trois jours avec de l'acide chlorhydrique très étendu ; la matière minérale est attaquée, convertie en produits solubles, tandis que l'osséine reste sous forme d'une masse flexible qui, débarrassée par des lavages de l'eau qui l'imprègne, servira à la préparation de la gélatine. Sous l'influence de l'acide, le carbonate de chaux est complètement décomposé et le phosphate tricalcique est transformé en phosphate monocalcique ; la liqueur acide renferme du chlorure de calcium et du phosphate monocalcique, tous deux très solubles. Ce liquide est mélangé avec un lait de chaux en proportions déterminées pour convertir le phosphate monocalcique en phosphate tricalcique insoluble ; on laisse le précipité se rassembler au fond de la cuve, on décante le liquide clair, on lave plusieurs fois le phosphate à l'eau froide et enfin on sépare le précipité de la majeure partie de l'eau qui le baigne.

Le phosphate bicalcique est amené dans un cuvier de bois où il est mis en contact avec la quantité d'acide sulfurique nécessaire pour le transformer, non plus en phosphate monocalcique, mais en acide phosphorique.

Le mélange est remué au moyen d'un agitateur mécanique en même temps qu'on y fait arriver un courant de vapeur d'eau ; celui-ci, en élevant la température du liquide, permet d'obtenir un précipité de chlorure de calcium plus compact et, par suite, plus facile à séparer.

Le liquide clair, séparé du sulfate de calcium, est soumis à l'évaporation jusqu'à ce qu'il marque environ 60° Baumé, puis on y incorpore le charbon de bois pulvérisé qui doit servir à la réduction. De cette manière, le liquide pénètre dans les pores du charbon et l'on obtient une masse presque solide qui fournit un mélange beaucoup plus homogène que si l'on s'était borné à triturer le charbon avec le produit de l'évaporation à sec du liquide acide. Le mélange est ensuite desséché, à une température voisine du rouge, dans un fourneau à réverbère.

La réduction de l'acide phosphorique contenu dans ce mélange s'effectue dans des cornues cylindriques semblables à celles qui sont utilisées pour la fabrication du gaz d'éclairage.

Le phosphore est reçu dans l'eau à 50°.

Le phosphore ainsi obtenu n'est pas pur ; il est coloré en noir par différentes substances, il contient du phosphore rouge et une certaine quantité d'acide phosphorique. On purifie ce produit brut au moyen de deux filtrations successives effectuées, l'une sur du noir animal, l'autre à travers une peau de chamois. Ces deux filtrations doivent se faire entre deux couches d'eau maintenues vers 50° ou 60°.

Usages. — Le phosphore n'est utilisé industriellement que dans la fabrication des allumettes. Cette fabrication comprend les six opérations suivantes :

1° Le débitage du bois ;

2° Le soufrage, qui consiste à tremper les extrémités des allumettes dans du soufre en fusion ;

3° La préparation de la pâte phosphorée qui se fait en projetant du phosphore dans une dissolution aqueuse de gomme portée à 50° ou en ajoutant du phosphore dans une dissolution refroidie de gélatine dans l'eau ; le premier procédé est dit procédé à chaud et le deuxième procédé à froid. La pâte, outre ces matières, renferme encore du sulfure d'antimoine, du bioxyde de plomb, du sulfure de plomb, de l'ocre, du sable, etc., bien pulvérisés et dont le but est de bien diviser le phosphore ;

4° Le trempage, qui consiste à tremper dans la pâte phosphorée l'extrémité soufrée des allumettes ;

5° Le séchage des allumettes trempées qui doit se faire dans des étuves chauffées à la vapeur ;

6° L'empaquetage.

Intoxication phosphorique. — L'intoxication phosphorique se présente rarement sous la forme aiguë, le plus souvent elle affecte la forme chronique ; elle consiste alors en douleurs d'estomac, phénomènes dyspeptiques ou coliques, en irritation des voies respiratoires, étouffements, troubles auxquels se joignent des maux de tête, de l'engourdissement des membres et des symptômes dépressifs du côté du cerveau. L'imprégnation de l'économie par le phosphore est tellement marquée au bout de quelque temps que, dans l'obscurité, la plupart de ces ouvriers exhalent par la bouche des vapeurs lumineuses. On a constaté une prédisposition à l'avortement. Enfin, on observe une teinte jaune de la peau, de l'amaigrissement et un mauvais état de santé. (Proust.)

La fabrication des allumettes phosphoriques a le triste privilège d'engendrer une maladie tout à fait caractéristique et grave, c'est la nécrose des os maxillaires. Cette nécrose envahit beaucoup plus souvent le maxillaire inférieur que le supérieur. Elle s'annonce par le gonflement et l'irritation des gencives. Plus tard, il s'établit un engorgement phlegmoneux qui peut s'étendre au cou et même à la partie supérieure du thorax. Des fusées purulentes se forment. Les dents s'ébranlent et tombent, puis, après un temps toujours long, le séquestre est rejeté souvent d'une façon brusque par un mouvement de la langue. A dater de ce moment, les choses semblent rentrer dans l'ordre, sauf la perte des dents et la déformation acquise. Parfois même, l'os se régénère. Il va sans dire que par contre la mort peut survenir par épuisement ou par infection purulente. (Poincaré.)

Assainissement. — M. de Freycinet décrit de la manière suivante un excellent exemple de ventilation *per descensum* qu'il a vu dans une fabrique d'allumettes d'Anvers :

« On y a fait une excellente application de la ventilation artificielle, en ayant soin de la faire agir partout de haut en bas. En même temps, on a établi, entre les diverses opérations, une division méthodique de nature à en atténuer le plus possible les dangers. Cinq bâtiments séparés, pour l'emmagasinage des matières premières, pour le soufrage, pour la préparation de la pâte phosphorée, pour le trempage, le séchage et la mise en boîtes, et enfin pour l'expédition des produits, constituent la fabrique proprement dite. Ils sont tous aérés au moyen d'une grande cheminée centrale de 2 mètres de diamètre intérieur à la base et de 36 mètres de haut, qui reçoit les flammes d'un appareil à vapeur et en outre, si besoin est, celles d'un foyer spécial. Le long de deux faces contiguës de chaque bâtiment, règne extérieurement un carneau souterrain en maçonnerie, de $0^m,60$ de côté qui débouche à la cheminée. Partout où le phosphore séjourne, une ouverture pratiquée dans le mur et communiquant par un petit conduit au carneau souterrain, donne issue à la vapeur délétère, sans lui permettre de se répandre dans l'atelier. La disposition prise pour saisir le gaz nuisible varie d'ailleurs selon la nature de l'opération. Ainsi, pour la préparation de la pâte, on a une hotte large et basse, dont l'aspiration est encore activée par les flammes du petit foyer de fusion. L'atelier de trempage et de séchage, qui offre le plus de danger, est particulièrement soigné.

« Sur les deux côtés longs sont disposés les séchoirs, au nombre de 18, ayant chacun $1^m,80$ de large, 3 mètres de profondeur et $2^m,30$ de hauteur. Ils communiquent avec le carneau de ventilation par des cheminées ouvrant au-dessus du toit. Ils sont chauffés par trois tuyaux de vapeur placés sous le plancher, qu'on démasque à volonté à l'aide de registres manœuvrés du dehors. L'inspiration est également réglée à volonté... Devant chaque rangée de séchoirs, court un petit chemin de fer venant de l'atelier de fusion et se rendant à l'atelier d'expédition. Un chariot en fer reçoit la pâte toute préparée et la présente successivement devant les séchoirs. A chaque point de stationnement, un orifice d'aspiration pratiqué dans le sol entraîne les vapeurs au carneau. Le trempage se fait rapidement ; les cadres sont aussitôt placés dans les séchoirs, dont les portes en fer sont rigoureusement fermées. Le milieu de la salle est réservé à la mise en boîtes. Sous les tables sont pareillement ménagées des bouches d'aspiration. Enfin, les boîtes terminées sont chargées en wagon et transportées au lieu de l'expédition. Vu la rapidité de l'expédition, le très court séjour du phosphore dans la salle et l'énergie de l'aérage, on peut espérer qu'un pareil atelier sera à peu près exempt d'inconvénients. »

Phosphore rouge. — Le phosphore exposé longtemps à l'influence directe des rayons solaires ou à l'action de la chaleur, subit une modification allotropique ; il passe à l'état de phosphore rouge. Le phosphore rouge est employé à la fabrication d'allumettes non vénéneuses. Ces allumettes ne s'enflamment que sur frottoir spécial, ce qui évite les dangers d'incendie.

La préparation du phosphore rouge est basée sur l'action qu'exerce la chaleur sur le phosphore blanc. Industriellement, on effectue la transformation dans une grande marmite de fonte qui peut recevoir 200 kilogrammes de matière et qui est fermée par un couvercle fixé au moyen de vis de pression. Celui-ci est traversé par un tube métallique plongeant jusqu'au centre de la chaudière et destiné à recevoir le thermomètre qui servira à régler la température ; il porte, en outre, un orifice permettant aux vapeurs qui se produisent au commencement de l'opération de s'échapper dans l'atmosphère. La marmite qui contient le phosphore n'est pas chauffée à feu nu ; elle est entourée d'une seconde marmite concentrique et l'intervalle compris entre les deux est rempli de tournure de fer, de façon à obtenir une température aussi égale que possible en tous les points. L'opération dure quinze jours : on chauffe d'abord lentement jusqu'à 100° pour éliminer l'eau qui a été introduite avec le phosphore ; on élève ensuite la température à 250°, puis, pour les deux derniers jours seulement, à 280°. Cette dernière température ne doit être maintenue que peu de temps et surtout ne doit pas être dépassée, parce qu'au delà de 260° la transformation du phosphore blanc en phosphore rouge devient réversible ; c'est pendant la période où la température se maintient à 250° que s'effectue presque toute la transformation ; elle s'achève à 280° et, comme à cette température la transformation inverse est très lente, on n'a pas à craindre une diminution du rendement en phosphore rouge, si cette température n'est pas maintenue trop longtemps ; au delà de 290°, la transformation ne serait plus complète.

Quand l'opération est terminée, on obtient, après refroidissement, une masse compacte, très dure et qui adhère fortement aux parois de la marmite. On plonge cette dernière dans l'eau, puis, à l'aide d'un ciseau et d'un marteau, on brise la masse qui y est contenue. Les fragments de produit brut sont ensuite pulvérisés sous l'eau, au moyen d'une meule. Ce phosphore rouge pulvérisé contient encore un peu de phosphore blanc, qui le rendrait inflammable à l'air. On l'en débarrasse en le chauffant avec une solution de soude étendue, qui transforme le phosphore blanc en hypophosphite et laisse le phosphore rouge inaltéré. Ce dernier est enfin lavé à l'eau jusqu'à ce que ce liquide ne présente plus de réaction alcaline, et il ne reste plus qu'à le sécher à basse température.

Sesquisulfure de phosphore. — Depuis le mois d'avril 1898, les allumettes au sesquisulfure de phosphore sont fabriquées en France. La matière livrée aux manufactures, malgré les soins apportés à sa préparation et les lavages auxquels elle est soumise, dégage une odeur caractéristique d'hydrogène sulfuré, dont on aurait pu craindre *a priori* que les ouvriers ne se trouvassent incommodés. En réalité, dit M. Courtois-Suffit, aussitôt après l'immixtion du sesquisulfure avec la colle forte ou avec la gélatine, l'odeur disparaît entièrement. Il importe seulement que le sesquisulfure ne contienne pas de sous-sulfures de phosphore, composés peu stables, dangereux à tous points de vue par leur inflammation trop facile et par leurs vapeurs malsaines. Une réception très sévère est faite par le service et le produit livré contient même toujours un excès de phosphore rouge (3 à 4 p. 100), sans inconvénient pour la fabrication et la qualité des allumettes, mais qui donne garantie que, dans la réaction, le phosphore rouge a été en excès et qu'il n'a pu se former de sous-sulfures.

Malgré la suppression de tout danger de phosphorisme, l'administration a poursuivi l'étude de la transformation de ses procédés de fabrication et elle paraît à la veille de généraliser l'emploi d'une machine à fabrication continue, construite sur les plans de deux de ses ingénieurs, MM. Sévène et Cahen. Cette machine, en même temps qu'elle augmentera la production, offrira l'avantage de supprimer les risques d'incendie et les accidents de brûlure, rarement graves mais très douloureux, qui sont fréquents dans la fabrication à la main.

§ 5. — Sulfure de carbone.

Le sulfure de carbone employé dans l'industrie est un corps liquide, à peu près incolore, d'une densité de 1,29 environ. L'odeur infecte qu'il exhale a beaucoup d'analogie avec celle de choux en putréfaction et il la doit presque exclusivement aux impuretés qu'il renferme. A l'état pur, il dégage une odeur éthérée. A la température ordinaire, il émet des vapeurs abondantes beaucoup plus lourdes que l'air atmosphérique.

Fabrication. — Le sulfure de carbone se prépare industriellement en faisant passer de la vapeur de soufre sur du charbon chauffé au rouge. L'appareil se compose d'une cornue A fermée par un couvercle ; ce couvercle est traversé par un tube vertical T qui vient déboucher au-dessous d'une grille maintenue par un rebord de la cornue et destinée à supporter le charbon ; le couvercle de la cornue porte encore deux autres orifices : l'un, sur lequel est adapté un tube coudé en fonte pour le dégagement des vapeurs ; l'autre, plus large, fermé par une plaque mobile, sert à l'introduction du charbon dans la cornue. Chaque cornue est chauffée dans un four qui en contient trois autres semblables. Le soufre en vapeur traversant la masse de charbon incandescent donne naissance à du sulfure de carbone qui par le tube coudé va se condenser dans un récipient entouré d'eau froide constamment renouvelée.

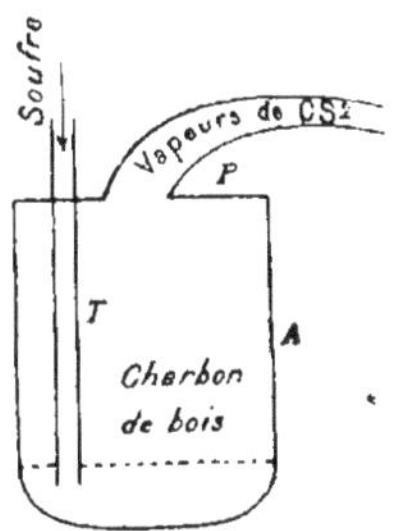

Fig. 7. — Cornue pour la préparation du sulfure de carbone.

Vapeurs de sulfure de carbone. — Ces vapeurs produisent d'abord des phénomènes d'exaltation portant sur toutes les sphères d'action des centres nerveux. Puis, à cette période d'exaltation succède une période de collapsus et d'anéantissement progressif de toutes les manifestations nerveuses.

Selon Dujardin-Beaumetz, ces accidents seraient dus à ce

qu'autrefois on n'employait que du sulfure impur dégageant beaucoup d'H^2S.

Les vapeurs de sulfure de carbone, combinées à l'air des ateliers, peuvent donner naissance à un mélange détonant.

Applications industrielles du sulfure de carbone. — La majeure partie des applications industrielles du sulfure de carbone dérivent de ce qu'il est un puissant dissolvant de certains corps insolubles dans la plupart des autres substances. On l'utilise principalement comme dissolvant des corps gras et des huiles essentielles et pour la vulcanisation à froid du caoutchouc. Cette dernière opération a été étudiée complètement par le docteur Glibert, inspecteur du travail à l'administration centrale de Bruxelles, auquel nous empruntons la plupart des détails qui vont suivre.

Le caoutchouc est contenu dans le suc laiteux qui coule aux incisions faites à certains arbres. Contrairement à ce que l'on serait tenté de croire, le caoutchouc n'est pas un *coagulum* homogène, dépourvu de texture ; c'est en réalité un corps composé de deux variétés d'une même substance, identiques dans leur essence intime, mais fort dissemblables dans leurs propriétés.

La première variété constitue une trame fibreuse à mailles peu serrées, laissant, par conséquent, entre ses interstices, de nombreuses vacuoles. Ces pores communiquent librement entre eux et c'est dans l'espace ainsi formé entre les fibres que se trouve logé l'autre principe composant du caoutchouc. Ce second principe, nommé partie visqueuse, est doué d'une partie adhésive particulière ; c'est grâce à elle que le caoutchouc fraîchement coupé peut se souder à lui-même par une simple pression équivalant à un collage.

Le caoutchouc absorbe une certaine quantité des liquides au sein desquels il est plongé ; ceux-ci pénètrent dans les pores, les agrandissent et déterminent un gonflement parfois considérable du corps élastique.

Ce phénomène est presque général pour tous les liquides, mais à cela se borne d'ordinaire l'action de la plupart d'entre eux. Il en est cependant un certain nombre qui agissent ensuite comme dissolvants : l'éther, le chloroforme, la benzine, l'essence de térébenthine, le pétrole, le sulfure de carbone. Toutefois, il est nécessaire de faire observer que la dissolution n'atteint que la partie visqueuse : la trame fibreuse dont les pores sont fortement distendus se désagrège sans se dissoudre. Ce point est très important ; il est indispensable de le connaître pour comprendre, dans sa nature intime, le mécanisme de la vulcanisation à froid.

Le caoutchouc brut, tel qu'il arrive des pays d'origine, est abandonné pendant quelques heures dans une cuve d'eau chauffée par un jet de vapeur, c'est ce qui constitue le ramollissage. Lorsque la matière a acquis la ductilité voulue, elle est découpée en fragments de grosseur variable.

Ces morceaux sont ensuite soumis à l'appareil laveur ou déchiqueteur constitué par deux cylindres massifs en fonte juxtaposés et tournant avec une vitesse différente ; un filet d'eau déversé entre les deux cylindres délaie et entraîne les impuretés : ceci se nomme le lavage.

Le caoutchouc lavé se présente habituellement sous forme de pellicule irrégulière à surface rugueuse ; c'est la peau qui est portée au séchoir, soit à l'air libre, soit dans des étuves dont la température ne dépasse pas 60°. La peau lavée et séchée passe ensuite au malaxeur, dont les cylindres sont chauffés à 80° environ et dont l'effet est de rendre au caoutchouc la cohésion que le lavage lui a fait perdre.

C'est dans ce caoutchouc malaxé et réduit ensuite en blocs que se découpe la feuille anglaise, employée à la fabrication de divers objets : tuyaux de faible diamètre, tétines de biberon, petits ballons d'enfants, etc.

Le mélangeur ou broyeur sert à incorporer au caoutchouc diverses substances étrangères réduites en poudre : craie, plâtre, sulfate de baryte, oxyde de zinc, sels de plomb, etc. ; la gomme ainsi traitée porte le nom de caoutchouc mélangé.

Mais le caoutchouc, tel que nous venons de le décrire, ne

se prêterait qu'à des usages très limités ; en effet, dans cet état, il devient dur et cassant dès que la température se rapproche de 0° ; il est au contraire mou, poisseux, collant vers 30° ou 40°. Pour obvier à ces inconvénients, on fait subir aux objets confectionnés en caoutchouc, mélangé ou non, une opération complémentaire qui s'appelle la vulcanisation.

La vulcanisation du caoutchouc s'opère en combinant avec celui-ci une certaine quantité de soufre. On arrive à ce résultat de différentes manières.

Par le procédé de Goodyear le soufre et parfois certains sulfures sont mélangés mécaniquement au caoutchouc, puis l'ensemble est soumis à une température de 125° à 150° obtenue par de la vapeur sous pression.

Dans le procédé de Hancock, les objets à vulcaniser sont plongés pendant un temps variable, selon leur épaisseur, dans un bain de soufre en fusion vers 125° à 150°.

Par le procédé de Parkes, on trempe pendant quelques instants le caoutchouc dans une solution faible de chlorure de soufre dans le sulfure de carbone.

La première méthode, fort employée, ne donne lieu à aucune observation au point de vue de la santé.

La seconde manière expose à des dégagements de vapeurs de soufre provenant du bain au-dessus duquel les ouvriers doivent plus ou moins se pencher pour opérer le « brassage » des objets en vulcanisation et pour s'assurer de la bonne marche du travail. Il est donc indispensable d'établir des hottes de ventilation au-dessus des chaudières de soufre en fusion et de relier ces hottes à un ventilateur mécanique aspirant.

Mais si le second mode offre quelques inconvénients, la troisième manière de vulcaniser, indispensable dans certains cas, au moins jusqu'ici, présente les plus grands dangers résultant de l'usage du sulfure de carbone. Comme on l'a vu plus haut, le sulfure de carbone a la propriété de gonfler le caoutchouc en ouvrant les pores et de dissoudre la partie visqueuse. Le sulfure de carbone est employé ici uniquement comme véhicule servant à l'introduction dans la masse élastique d'une certaine quantité de chlorure de soufre, et c'est en réalité ce dernier corps qui opère la vulcanisation. Le chlorure de soufre une fois mis en place, on retire l'objet du sulfure de carbone et on évapore celui-ci soit à l'air libre, soit sur des tambours échauffés, parfois dans des séchoirs spéciaux.

Mesures spéciales de précaution pour atténuer les effets désastreux du sulfure de carbone. — Le meilleur moyen pour atténuer les effets dus au sulfure de carbone est une parfaite ventilation des ateliers. La manipulation du sulfure de carbone en plein air ne donne jamais lieu au moindre accident ; c'est ainsi que, malgré les quantités colossales employées pour le traitement des vignes phylloxérées, on n'a point encore observé aucun cas d'intoxication. L'emploi du sulfure de carbone parfaitement purifié, la fermeture hermétique des appareils, le travail sous des hangars ouverts seront autant de garanties contre l'influence pathogénique de la profession. (Layet.)

Dans la fabrication des tissus caoutchoutés pour vêtements imperméables par le sulfure de carbone, les précautions à prendre sont les suivantes :

1° Le bac contenant le sulfure de carbone doit se remplir automatiquement et être muni d'un couvercle ;

2° L'étoffe doit être conduite à la chambre d'immersion et retirée au moyen d'un appareil automatique ;

3° Aucun travailleur ne doit pénétrer dans la chambre d'immersion pendant le cours ordinaire du travail ;

4° L'appareil doit être couvert et les vapeurs entraînées loin des travailleurs au moyen d'un ventilateur agissant *per descensum* et fonctionnant d'une manière constante et efficace.

Extrait du tableau C (annexé au décret du 13 mai 1893) énumérant les établissements dans lesquels l'emploi des enfants au-dessous de 18 ans, des filles mineures et des femmes est autorisé sous certaines conditions.

ÉTABLISSEMENTS.	CONDITIONS.	MOTIFS.
Caoutchouc (Application des enduits du).	Les enfants au-dessous de 18 ans, les filles mineures et femmes ne seront pas employés dans les ateliers où se dégagent les vapeurs de sulfure de carbone ou de benzine.	Vapeurs nuisibles.
Caoutchouc (Travail du) avec emploi d'huiles essentielles ou du sulfure de carbone.	Les enfants au-dessous de 18 ans, filles mineures et femmes ne seront pas employés dans les ateliers où se dégagent les vapeurs de sulfure de carbone.	*Idem.*
Eaux grasses (Extraction pour la fabrication des savons et autres usages des huiles contenues dans les).	Les enfants au-dessous de 18 ans, les filles mineures et femmes ne seront pas employés dans les ateliers où l'on emploie le sulfure de carbone. .	Émanations nuisibles.
Sulfure de carbone (Fabrication du).	Les enfants au-dessous de 18 ans ne seront pas employés dans les ateliers ou se dégagent les vapeurs nuisibles.	Vapeurs délètères. Danger d'incendie.
Sulfure de carbone (Manufacture dans lesquelles on emploie en grand le).	*Idem*	*Idem.*
Sulfure de carbone (Dépôts de)	*Idem*	*Idem.*
Tourteau d'olives (Traitement des) par le sulfure de carbone.	Les enfants au-dessous de 18 ans, les filles mineures et les femmes ne seront pas employés dans les ateliers où l'on manipule le sulfure de carbone	Émanations nuisibles.

CHAPITRE III

MATIÈRES INFECTIEUSES

Il existe un grand nombre d'établissements où l'on emploie comme matières premières des éléments infectieux dont le maniement sans désinfection préalable peut être une cause de transmission d'affections contagieuses.

Ainsi les ouvriers qui sont employés au travail de la corne, du crin, des peaux sèches sont exposés à un empoisonnement charbonneux que l'on a constaté à diverses reprises.

Nous sommes donc conduits à examiner ce qu'il faut faire pour préserver du charbon les ouvriers qui sont exposés à le contracter par suite du maniement des dépouilles des animaux morts de cette maladie.

Si aucun animal charbonneux n'était utilisé, s'il n'en échappait la moindre parcelle à l'enfouissement ou à la destruction, soit par le feu nu, soit par la coction, soit par des procédés chimiques, il n'y aurait plus à craindre le moindre accident charbonneux, ni sur les habitants des localités où règne le charbon, ni sur les bouchers, ni sur les équarrisseurs, ni sur aucun ouvrier des industries diverses qui travaillent les peaux ou les productions épidermiques. Ce serait le moyen par excellence, le seul vraiment efficace, de faire disparaître le charbon des usines exploitées par ces industries. Malheureusement, il arrive trop souvent que les cadavres sont dépouillés avant d'être enfouis, et les peaux livrées à l'industrie en même temps que les dépouilles des sujets sains, au milieu desquelles ces peaux contaminées se trouvent confondues.

Il résulte d'un mémoire remarquable présenté par M. Chauveau au Comité consultatif d'hygiène de France que si, dans l'industrie, on renonçait à l'emploi des peaux vertes, si, d'autre part, dans les abattoirs, la peau à peine enlevée était de suite soumise à une prompte dessiccation, il y aurait les plus grandes chances pour que les dépouilles ne continssent jamais les germes charbonneux revivifiables.

Ces précautions sont rarement prises. Aussi est-il nécessaire de désinfecter après leur arrivée dans l'usine les matières premières exposées à recéler le germe charbonneux. Les procédés à employer varient avec la nature du travail ; il faut distinguer entre les catégories d'industries. On en compte trois principales : 1° le travail des crins et des laines ; 2° le travail des cornes ; 3° le travail des peaux, surtout dans les mégisseries.

Travail des crins et des laines. — Le fait de la plus grande fréquence des cas de charbon sur les ouvriers qui se livrent aux manipulations de la matière première a été surtout constaté dans les usines où l'on travaille les laines et les crins. A Saint-Denis, près de Paris, les ouvriers ou ouvrières qui, dans l'industrie des crins, sont chargés du déballage, du triage et du battage de la matière brute fournissent le plus grand nombre des victimes du charbon. Le docteur Le Roy des Barres y a constaté dans une période de 12 années 10 cas de charbon. Ce sont donc ces premières manipulations des laines et des crins qu'il faudrait s'appliquer à rendre inoffensives par un traitement préalable des matières. La détérioration produite par le trempage ne permet guère l'emploi des solutions désinfectantes. Mais il ne serait pas impossible d'opérer la désinfection à l'aide de la chaleur humide. L'emploi des étuves à vapeur sous pression donnerait certainement d'excellents résultats. Il a été essayé dans une usine de Saint-Denis. On a dû y renoncer, parce que le procédé augmente sensiblement les frais et qu'il occasionne une légère détérioration de la marchandise. Ce n'est pas trop s'avancer que d'affirmer que ce dernier inconvénient pourrait être sûrement et facilement évité par une bonne conduite des opérations.

Quant à la dépense, il n'est guère admissible qu'elle ne puisse être rendue tolérable dans les grandes usines où les appareils seraient surtout appelés à fonctionner et où ces appareils pourraient être installés dans des conditions particulièrement favorables de simplicité et d'économie.

Travail des cornes. — Ici tout est facile, car la matière première se prête à toutes les opérations de la désinfection : traitement par l'eau surchauffée, par la vapeur sous pression, par les procédés chimiques, etc.

Travail des peaux. — C'est dans les usines où se fait le travail de la peau qu'il est le plus difficile de traiter les matières premières pour les rendre inoffensives, car elles sont d'une part très altérables, d'autre part très encombrantes. On ne peut plus penser ici à l'emploi de la vapeur sous pression. De plus, les manipulations qu'exigerait un traitement chimique préalable augmenteraient considérablement les frais de fabrication. Aussi, pour éviter les frais d'une opération spéciale, certains mégissiers ont-ils songé à profiter d'une des opérations nécessaires de la fabrication elle-même, le trempage. Au lieu de faire cette opération dans de l'eau ordinaire, on peut ajouter à l'eau une substance microbicide capable de détruire la végétabilité des spores du *bacillus anthracis*. M. Pasteur a conseillé l'essence de térébenthine. Malheureusement, à la dose que l'eau en peut dissoudre, cette substance est peu active ; de plus, elle nuit à la qualité des produits : aussi son emploi n'a-t-il pas été continué. Mais il est certainement possible de réussir en utilisant d'une autre manière l'opération du trempage. Des expériences faites à Lyon par MM. Arloing et Chauveau ont démontré qu'en combinant l'action de substances antiseptiques, impuissantes à modifier l'activité de certains agents pathogènes, avec l'effet d'un chauffage également impuissant à atteindre ces agents pathogènes dans leurs propriétés essentielles, on réussit pourtant à en détruire la virulence ; et cela arrive même avec les agents qui comptent au nombre des plus résistants que l'on connaisse, comme le vibrion septique sporulé. Or, cet agent ne résiste pas à la température de + 40° au contact un peu prolongé de l'acide phénique employé aux titres usuels de l'usage chirurgical. Naturellement, cette influence destructive croît avec l'élévation de la température du chauffage. Dans le cas particulier qui est considéré ici, la température pourrait certainement être portée sans inconvénient pour la matière première aux environs de + 58° à + 60°.

Dans ces derniers temps, on a essayé la désinfection des peaux à l'aide du formol, agent qui paraît être très puissant ; le lysol, qui est un désinfectant énergique et d'un emploi facile, n'a malheureusement aucune action sur le spore charbonneux.

En attendant une solution commode du problème de la désinfection, nous allons indiquer ci-après les précautions proposées par M. Lancereaux et approuvées par le conseil d'hygiène publique et de salubrité du département de la Seine :

« On doit inciter les patrons des ateliers où l'on trie les peaux de Chine à fournir aux ouvriers un masque, des gants en caoutchouc et des pinces pour préserver la face, les avant-bras et les mains.

« Il sera défendu aux ouvriers de porter les peaux avec poils sur l'épaule ; ils devront se servir de brouettes. Un ventilateur énergique avec aspiration des poussières, dans une chambre de chauffe où elles seront brûlées, devra exister au moment du triage et du battage des peaux.

« Des soins de propreté seront exigés des ouvriers, le lavage de la figure et des mains aura lieu avec une solution antiseptique.

« Ils devront changer de costume au sortir de l'atelier.

« Des affiches apposées dans l'intérieur de l'usine doivent appeler l'attention des ouvriers sur le danger des boutons ou des érosions de la peau.

« Une surveillance très attentive doit être exercée sur les ouvriers par une personne compétente, de façon que tout bouton, toute érosion, toute écorchure de la peau pouvant devenir dangereux soient immédiatement traités. »

Chiffons. — Les chiffons employés dans les papeteries sont un agent de propagation de la variole, surtout lorsqu'ils proviennent de pays musulmans où la petite vérole est en permanence. On devrait avant le triage en exiger le lavage et la désinfection. Ces deux précautions hygiéniques sont d'ailleurs mises en pratique dans quelques papeteries qui déclarent n'avoir qu'à s'en louer. D'après Poincaré, chez M. Breton, dans l'Isère, on fait bouillir les chiffons dans un lait de chaux mélangée d'un peu de soude, puis on les rince dans une roue et on les fait sécher. Chez M. Godin, à Huy (Belgique), on fait d'abord digérer les chiffons dans de l'eau claire pendant un ou deux jours. On les fait ensuite travailler par une machine effilocheuse dans un lait de chaux.

Mais pour soumettre les chiffons à l'action de ce bain, il faut encore que les ouvriers s'exposent en démontant les tas de chiffons mis en magasin et en les transportant dans les caves. C'est pourquoi il est nécessaire, à l'exemple de M. Breton encore, d'arroser auparavant le tas avec une solution de chlorure de chaux à raison de 1/2 litre par mètre carré de surface pour une épaisseur de 30 centimètres. On peut encore arroser les chiffons à trier avec une solution d'acide phénique à 2 p. 100.

Déchets. — Ce ne sont pas seulement les matières infectieuses proprement dites qui peuvent provoquer des affections contagieuses si elles n'ont pas été soumises à une désinfection préalable ; ce sont encore tous les déchets d'étoffes de laine, de drap, d'ouates provenant de chez les chiffonniers ou les brocanteurs et qu'on recueille pour les déchiqueter, les effilocher, les carder, en un mot pour faire des tissus nouveaux à bon marché, des couvertures, des doublures de casquettes. Ces matières souillées, contaminées de germes infectieux, font courir des dangers non seulement aux ouvriers qui les manipulent, mais encore à la santé publique, si on ne leur fait subir aucune désinfection.

Le danger est surtout à craindre dans les fabriques d'ouate dans lesquelles les matières premières proviennent des filatures, des vieux vêtements et des vieilles couvertures ; l'apprêt et la teinture se font à froid, et si l'ouate a déjà servi à des pansements ou à des doublures de couvertures ou de vêtements portés par des personnes atteintes de maladies contagieuses, les germes morbides ne sont nullement détruits par les diverses opérations qu'on fait subir à ces déchets. Aussi la désinfection préalable est-elle absolument nécessaire.

LIVRE III

HYGIÈNE GÉNÉRALE DES ÉTABLISSEMENTS INDUSTRIELS

CHAPITRE PREMIER

CONDITIONS D'ÉTABLISSEMENT, AU POINT DE VUE HYGIÉNIQUE, DES CABINETS D'AISANCES

L'article 4 du décret du 10 mars 1894 exige :

1° Que les cabinets d'aisances ne communiquent pas directement avec les locaux fermés où sont employés des ouvriers ;

2° Qu'ils soient éclairés ;

3° Qu'ils soient abondamment pourvus d'eau et munis de cuvette avec inflexion siphoïde du tuyau de chute ;

4° Que le sol, les parois soient en matériaux imperméables et les peintures d'un ton clair ;

5° Qu'il y ait au moins un cabinet pour 50 personnes.

Ouverture des cabinets. — La première des prescriptions de l'article 4 est de la plus grande importance. En effet, si les cabinets d'aisances communiquent directement avec les locaux affectés au travail, l'appel déterminé par les cheminées pour enlever les buées, vapeurs et gaz engendrés par le travail, l'appel des ventilateurs utilisés pour l'enlèvement des poussières tendraient à favoriser et à rendre plus dangereux le reflux gazeux des fosses ; il serait étrange, ajoute M. le Dr Napias, qu'on prît des mesures pour l'évacuation par aspiration et qu'on fît du même coup pénétrer dans l'atelier un air chargé de miasmes infectieux.

Éclairage. — Le bon éclairage des cabinets est un des facteurs importants de leur propreté.

Cuvettes avec inflexion siphoïde. — Quant à l'inflexion siphoïde du tuyau de chute, c'est le meilleur moyen pour

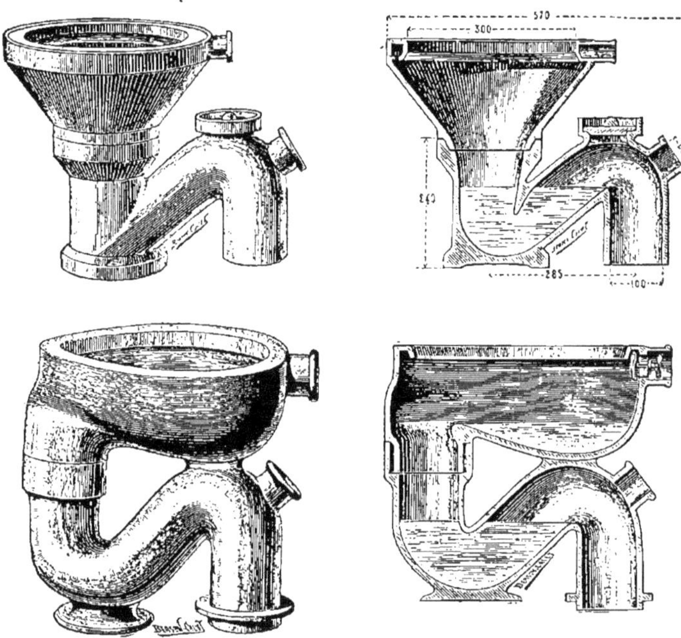

Fig. 8, 9 10 et 11. — Cuvettes avec inflexion siphoïde.

empêcher les gaz odorants de se dégager par le siège et pour intercepter toute communication avec les ateliers des égouts ou des fosses.

Les figures ci-dessus représentent un des types de cuvettes à siphon construites par la maison Barbas, Tassart et Balas, de Paris.

L'emploi de pareilles cuvettes nécessite une consommation d'eau considérable, des chasses de 5 à 6 litres. Il en résulte, dit M. Gouttes, que ce système, qui est incontestablement le meilleur au point de vue hygiénique, est subordonné, en pratique du moins, à l'existence d'un égout placé au voisinage des cabinets établis. Cela ne veut pas dire que sans égout l'installation des siphons et des chasses soit impossible, mais dans ce cas, le remplissage trop rapide des fosses nécessite une vidange très fréquente et par suite très coûteuse. D'autre part, la rigueur du climat dans certaines régions, telles que l'est de la France, s'oppose parfois à l'emploi de ce système.

Frappé des inconvénients précédents, l'Association des industriels de France contre les accidents du travail a ouvert, en 1896, un concours pour la création d'un appareil de cabinets d'aisances pour usines et ateliers, qui, tout en donnant satisfaction aux règles de l'hygiène, n'aurait pas les inconvénients signalés ci-dessus. La plus haute récompense fut accordée à l'appareil de MM. Sauvegarde et Dumay, dont nous empruntons la description au *Bulletin,* n° 8 (année 1896), *de l'Association des industriels de France :*

« L'appareil Sauvegarde et Dumay est un cabinet à tourbe « pulvérulente fonctionnant automatiquement, indépendam- « ment de la volonté ou de la négligence du visiteur.

« Le siège sur lequel ce dernier doit s'asseoir est formé « (fig. 12, 13 et 14) de deux secteurs latéraux C^2 et D^2, « de section demi-circulaire, ayant 4 centimètres de lar- « geur. Ils sont en bois dans le modèle présenté, mais les « constructeurs prévoient qu'ils pourraient être construits « en toute autre matière. Ces secteurs représentent ce qui « reste d'une lunette annulaire complète dont on aurait « supprimé la partie avant et la partie arrière. La longueur « de chacun des supports latéraux restant est prévue à « 12 centimètres environ.

« Ces supports sont vissés sur une cornière métallique « reposant sur un large cône en tôle galvanisée ou émaillée « et pouvant basculer d'une légère amplitude en tournant « autour d'un axe P fixé à ce cône. Ce mouvement de bas-

« cule est déterminé par le poids du visiteur s'asseyant sur « le siège.

« A la partie antérieure du cône s'applique une poche « spéciale L, en tôle ou en fonte émaillée, destinée à rece- « voir l'urine et à la conduire dans le réservoir sans qu'elle « puisse souiller les parties avoisinantes. Cette tôle émaillée « L est rivée au tronc de cône du siège par sa partie infé- « rieure.

« Un réservoir à tourbe pulvérulente M, en bois ou en « tôle, assez grand pour suffire pendant un mois à la con- « sommation de vingt-cinq personnes, est placé à l'arrière « du siège. La face antérieure est un plan incliné s'avançant « au-dessus de la lunette, de manière à contraindre le visi- « teur à s'asseoir sur le siège, sans qu'il lui soit possible de « monter dessus.

« A la partie inférieure de ce réservoir se trouve le méca- « nisme de désinfection automatique.

« Lorsque le visiteur s'assied sur les secteurs C^2 D^2, la « pièce A^2 se lève et la pièce B^2 se ferme. La tourbe descend « et s'accumule contre cette pièce, dans le petit réservoir M^2. « Lorsque le visiteur se lève, les supports C^2 et D^2 repren- « nent la position horizontale, la pièce A^3 se ferme, la pièce « B^3 s'ouvre et laisse descendre la tourbe pulvérulente con- « tenue en M^2. Celle-ci passe entre les pièces O et B^3 et « tombe sur les matières excrétées.

« Par le même mécanisme, une tige T est mue automati- « quement et force la poussière de tourbe à descendre dans « le réservoir M^2; cette tige détache également les agglo- « mérations de tourbe qui pourraient se trouver agglutinées « contre les parois du réservoir M. Le mélange de tourbe « et de matières fécales ainsi obtenu constitue un excellent « engrais. »

Les conclusions du rapport de M. Mamy, le distingué directeur de l'Association des industriels de France, sont les suivantes :

« L'appareil de MM. Sauvegarde et Dumay présente trois

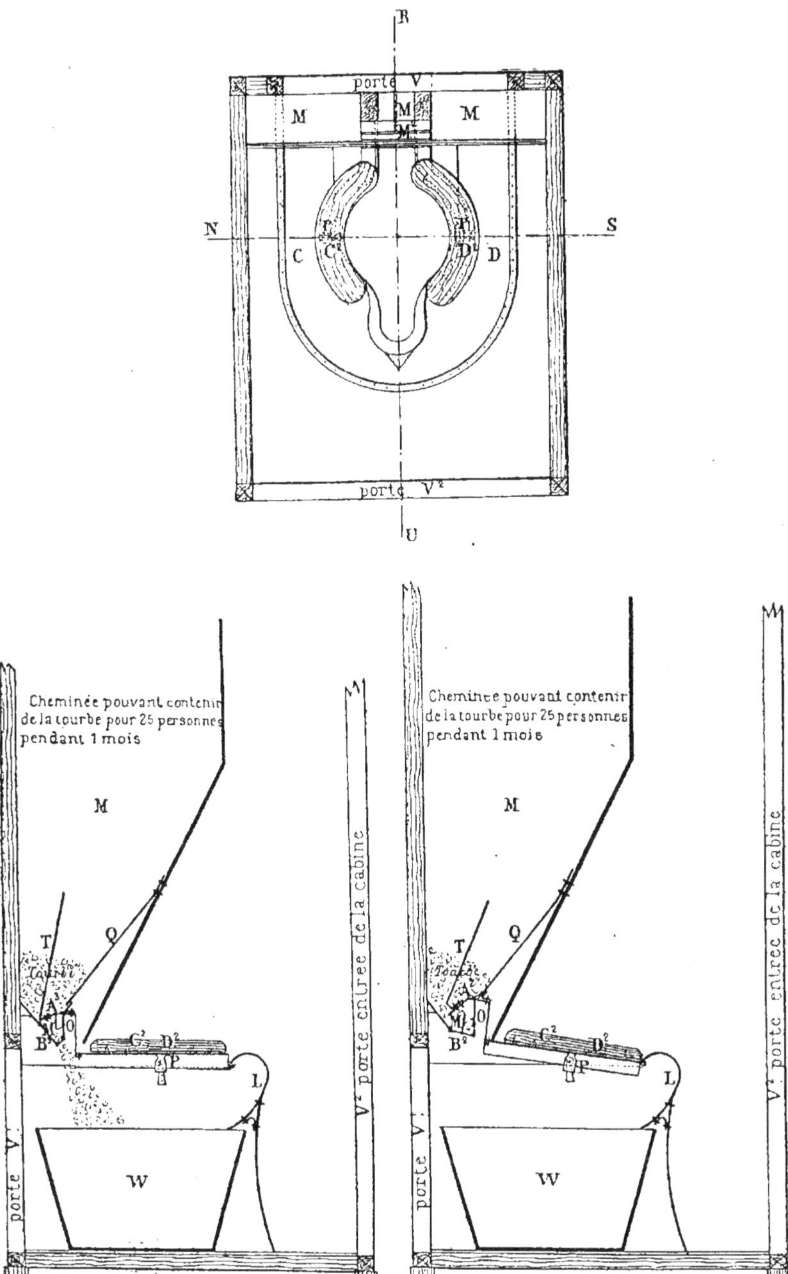

Fig. 12, 13 et 14. — Cabinets d'aisances Sauvegarde et Dumay.

« avantages importants : il peut s'appliquer à toute région, « qu'elle possède de l'eau ou qu'elle en soit privée, et les « rigueurs du climat ne nuisent pas à son fonctionnement ; « il est automatique et sa marche est indépendante de la « volonté ou d'un oubli du visiteur; enfin, ce dernier est « contraint de s'asseoir sur le siège et ne peut monter dessus. « Cependant, l'inclinaison donnée au plan antérieur du ré- « cipient de tourbe est un peu trop grande et cause une « gêne réelle aux ouvriers lorsqu'ils sont assis sur le siège. « Les secteurs en bois seraient avantageusement remplacés « par des secteurs en une matière sur laquelle l'urine n'au- « rait pas d'action. »

Sol et parois. — La quatrième obligation de l'article 4 du décret de 1894 est que le sol, les parois soient en matériaux imperméables et les peintures d'un ton clair. Le revêtement du sol et des parois par une couche imperméable s'opposera à l'imprégnation de matières et d'urines décomposées que des lavages même fréquents seraient, sans cette précaution, impuissants à éliminer. L'imperméabilité des parois peut être obtenue à l'aide de couleurs à base de goudron : vert, gris, jaune, rouge, appliquées à trois couches, ce qui occasionne une dépense n'excédant pas 0 fr. 25 c. le mètre carré. Les revêtements en verre et en carreaux émaillés sont excellents, mais leur prix est plus élevé.

Le ton clair à donner aux peintures permet d'avoir une plus grande clarté dans les cabinets à cause de la réflexion sans décomposition et sans absorption de la lumière blanche transmise à travers des fenêtres de dimensions quelquefois insuffisantes. De plus, les enfants sont moins disposés à souiller les murs de matières fécales. En revanche, ils sont tentés d'y faire certaines inscriptions d'un goût douteux, mais qui ne compromettent en rien l'hygiène. Beaucoup de cabinets sont blanchis à la chaux fréquemment; M. Gouttes, inspecteur divisionnaire du travail à Bordeaux, estime que cette habitude doit être recommandée en raison de l'action antiseptique du lait de chaux. Il est bon aussi de blanchir les bois apparents, ceux du toit notamment, ce procédé étant d'ailleurs excellent pour leur conservation.

Nombre des cabinets. — L'article 4 exige enfin qu'il y ait au moins un cabinet pour 50 personnes. Ce chiffre est analogue à celui qui figure dans la plupart des législations étrangères.

Désodorisants et désinfectants. — D'après M. Gouttes, les règles d'hygiène des cabinets d'aisances seraient sauvegardées si l'inspecteur pouvait, lorsqu'il le reconnaîtrait nécessaire, prescrire l'emploi de désodorisants ou de désinfectants.

Le *Précis d'hygiène* du Dr Rochard, membre du Comité consultatif d'hygiène publique de France, fournit à cet égard les renseignements les plus complets et absolument pratiques. D'après cet auteur, la désodorisation des fosses d'aisances pour 100 personnes coûte par jour :

Avec l'huile lourde de houille	0f05
Avec le sulfure de fer au 1/10e	0 25
Avec le crézil (émulsion à 2 ou 3 p. 100).	0 11
Avec le gaz d'éclairage à 0 fr. 30 c. le mètre cube .	0 021
Avec le lait de chaux	0 004

Quant aux désinfectants, le moins cher et le plus efficace est le sublimé corrosif (1 ou 2 grammes par litre d'eau bouillante additionné de fortes doses de sel marin). Puis viennent l'acide sulfurique, qui joint à un bas prix l'avantage de ne pas répandre l'odeur de l'acide phénique, le crézil Jeyes, obtenu en traitant les huiles créosotées de la houille par une lessive caustique de soude et par une résine après l'élimination de l'acide phénique.

CHAPITRE II

CONDITIONS D'ÉTABLISSEMENT, AU POINT DE VUE HYGIÉNIQUE, DES ÉVACUATIONS D'EAUX RÉSIDUAIRES

Le paragraphe 2 de l'article 3 du décret du 10 mars 1894 exige que : dans les établissements qui déverseront les eaux résiduaires ou de lavage dans un égout public ou privé, toute communication entre l'égout et l'établissement soit munie d'un intercepteur hydraulique fréquemment nettoyé et abondamment lavé au moins une fois par jour.

Cet intercepteur hydraulique est destiné à assurer l'occlusion hermétique et permanente entre l'égout public ou privé et l'établissement. Les odeurs dégagées par les eaux résiduaires ou de lavage ne peuvent de cette façon retourner dans les ateliers et venir en souiller l'atmosphère. Il existe plusieurs types d'intercepteurs hydrauliques, mais tous reposent sur le même principe et ne sont que des formes plus ou moins rapprochées de l'instrument étudié en physique sous le nom de siphon.

Les tuyaux d'évacuation doivent avoir une pente minima de $0^m,03$ par mètre. Dans les cas exceptionnels où cette pente serait impossible ou difficile à réaliser, on devra adjoindre à la canalisation des réservoirs de chasse ou tout autre moyen d'expulsion.

Le diamètre des tuyaux est fixé en raison de la pente disponible et du cube à évacuer, il ne doit en aucun cas être inférieur à $0^m,20$.

Les joints doivent être étanches et exécutés avec le plus grand soin, sans bavure ni saillie intérieure.

CHAPITRE III

CONDITIONS D'ÉTABLISSEMENT, AU POINT DE VUE HYGIÉNIQUE, DES DISTRIBUTIONS D'EAUX POTABLES

Il convient de s'occuper tout spécialement des divers systèmes employés pour filtrer les eaux d'un fleuve ou d'une rivière distribuées comme eaux potables. En général, cette filtration se fait, soit sur les lieux mêmes, si l'eau est amenée par des canaux ou des conduits à pente naturelle, soit avant l'élévation, soit après, si le niveau de l'eau est inférieur aux divers points à alimenter, mais, en tout cas, toujours avant la distribution.

Cette opération du filtrage s'impose pour les eaux courantes qui sont toujours plus ou moins troubles et qui contiennent beaucoup de matières organiques qui les rendent malsaines, car si l'on ne prenait pas ce soin, les eaux employées à l'alimentation et aux usages de la vie ne le seraient qu'avec répugnance, dégoût et danger.

Deux grands systèmes de filtration peuvent être employés simultanément ou séparément pour la clarification et l'assainissement en grand des eaux : la filtration naturelle et la filtration artificielle.

Filtration naturelle. — Un des moyens employés le plus fréquemment sur les rivières à fond de sable ou de gravier, consiste à établir dans le lit même ou à côté du cours d'eau, sur une des rives, des bassins de décantation et de filtration ; ces derniers, toujours au-dessous du niveau du cours d'eau, sont constitués par des galeries voûtées dont les parois sont assez perméables pour permettre à l'eau qui filtre à travers le lit de sable de pénétrer dans ces galeries d'où on les élève ensuite avec des pompes. Mais ce moyen ne réussit que si le cours d'eau a une forte pente, comme la Garonne à Toulouse, le Rhône à Lyon et à Tarascon, le Danube à Vienne. Dans le cas contraire, il faut adopter la filtration artificielle. (Olive, *Traité d'hydraulique.*)

Filtration artificielle. — Quand la vitesse d'un fleuve est insuffisante, on est obligé d'avoir recours, pour obtenir la clarification des eaux, à d'autres dispositions qui constituent le filtrage artificiel et qui sont une imitation de la filtration naturelle. La plus rationnelle, puisque c'est celle que la nature emploie, consiste à faire passer les eaux à travers des couches de sable plus ou moins épaisses.

A Marseille, les eaux de la Durance sont clarifiées au moyen d'une couche filtrante de $1^m,70$ de hauteur totale ainsi constituée :

Sable très fin sur une épaisseur de	$0^m,30$
Sable moyen sur une épaisseur de.	0 ,08
Gros sable sur une épaisseur de.	0 ,18
Petit gravier sur une épaisseur de	0 ,12
Pierres concassées passant à travers un anneau de $0^m,06$	0 ,12

Pour les eaux stagnantes, il faut faire usage de clarifiants et de purifiants. Si l'on veut enlever aux eaux les gaz délétères qu'elles peuvent contenir en dissolution, on a recours à l'emploi d'une couche de charbon que l'on intercale alors entre deux couches de sable pour que les eaux n'aient pas une teinte noire dans les premiers moments. Le charbon doit subir un demi-écrasement. Il ne peut guère épurer que 600 fois son volume d'eau ; au delà de cette quantité, il suffit que la température s'élève pour que les gaz rentrent en dissolution, et l'eau se gâte au lieu de s'améliorer. Les eaux qui ont été filtrées au charbon ont une limpidité que ne leur donne pas le sable. Les dimensions de ces filtres sont subordonnées au volume d'eau à fournir et à son degré d'impureté. Les dispositions adoptées pour ces filtres sont généralement celles-ci : on place sur la conduite de distribution une chambre en maçonnerie hydraulique dont le parement intérieur est enduit d'une couche de ciment lissé. Cette chambre est divisée en quatre compartiments par des cloisons dans lesquelles on a ménagé une ouverture, chaque compartiment est rempli de sable et de charbon de bois en menus morceaux. L'eau passe successivement dans chaque compartiment et reprend son cours dans la conduite de sortie.

Pour filtrer les eaux argileuses, M. Fonvieille a disposé dans de grandes cuves cylindriques de 3^{m},50 de hauteur quatre couches filtrantes séparées par des intervalles vides. Chaque couche, composée de sable et de gravier, est maintenue entre deux feuilles de cuivre percées d'un grand nombre de trous.

On a employé aussi comme matière filtrante les débris de laine provenant de la tonte des draps.

Filtration de l'eau aux points de distribution. — L'eau distribuée, bien que purifiée en grand, n'en a pas moins besoin d'une seconde filtration sur le lieu de consommation, soit qu'elle ait été insuffisamment filtrée, soit qu'elle se soit troublée à nouveau dans les bassins d'approvisionnement ou dans les conduites. Il existe un très grand nombre de systèmes qui semblent différer en apparence, mais qui en réalité sont fort simples et ne se distinguent les uns des autres que par la nature des matières filtrantes et la manière dont on les dispose. Les anciens employaient, pour purifier l'eau, des vases en terre poreux. L'eau suinte à travers leurs parois et se clarifie en les traversant.

Dans les habitations, on se sert toujours de la fontaine de ménage ou d'un appareil analogue dont le principe est de faire passer l'eau à travers un filtre en pierre ou une plaque de porcelaine. Les filtres Chamberland reposent sur le même principe qui est la purification absolue de l'eau par son passage à travers les parois d'un tube de porcelaine.

D'autres systèmes consistent à faire traverser par l'eau un feutre fortement comprimé et rendu imputrescible par une préparation de cachou. On complète le filtre par l'addition d'une couche de charbon au-dessus du feutre. Le débit de cet appareil est plus considérable que celui du filtre de ménage en pierre.

Qualités que doit présenter l'eau potable. — Une eau potable doit être bien aérée, contenir assez d'acide carbonique (10 à 15 centimètres cubes par litre au moins) pour tenir en dissolution une petite quantité de carbonate de chaux et donner, quand on l'évapore à siccité, un résidu solide inférieur à 0g,30 par litre. Le carbonate de chaux et surtout le sulfate de chaux ne doivent pas être en excès, sans quoi l'eau ne peut même être employée pour le savonnage et la cuisson des légumes.

On doit aussi rejeter toutes les eaux contenant des matières organiques en quantité un peu notable, quelle que soit d'ailleurs la proportion des matières solides y existant, parce que ces eaux se corrompent facilement, prennent une odeur désagréable et peuvent provoquer des maladies très graves. On constate facilement la présence des matières organiques dans les eaux qui en contiennent en les faisant bouillir avec quelques gouttes de chlorure d'or, les matières organiques, en réduisant l'or, communiquent à l'eau une teinte brune particulière.

Il est important de maintenir l'eau fraîche pendant l'été, afin d'éviter qu'elle ne se corrompe, si elle contient quelques matières organiques, comme cela arrive nécessairement pour toutes les eaux des villes qui sont rassemblées dans de vastes réservoirs, d'où elles se distribuent dans les habitations.

Les deux réactifs suivants permettent de juger d'une manière approximative de la potabilité d'une eau.

Quand on verse dans une eau potable quelques gouttes de teinture alcoolique de bois de campêche, elle se colore légèrement en bleu améthyste, mais si la proportion de carbonate de chaux est considérable, l'eau prend une couleur violette intense.

Quelques gouttes d'une teinture alcoolique de savon déterminent dans une eau potable un léger trouble, sans production de grumeaux; ceux-ci, au contraire, se produisent dès que la chaux est en quantité un peu plus considérable qu'il ne convient.

CHAPITRE IV

FILTRATION ET ÉPURATION DE L'EAU AU POINT DE VUE INDUSTRIEL

Certaines industries telles que les fabriques de papier, les boulangeries, les brasseries, les sucreries, les distilleries, les porcelaines, les mégisseries, les tanneries, les savonneries, exigent l'emploi d'eau pure. De là la nécessité d'une épuration préalable. Les deux systèmes employés assez souvent sont les filtres David et Manceau et les appareils Paul Gaillet.

Dans les filtres David et Manceau, les couches filtrantes sont disposées dans l'ordre suivant : grès pulvérisé, laines rendues imputrescibles par un tannage à base ferrique, grès pulvérisé, noir animal ou charbon, sable ou gravier.

Dans le système Paul Gaillet, on a cherché à combiner les appareils de décantation permettant d'obtenir la clarification de l'eau sans repos absolu et sans filtre. Ils sont établis sur les principes suivants énoncés dans le Traité d'hydraulique d'Olive :

« Lorsqu'on laisse en repos dans un vase un liquide « chargé de particules solides en suspension, celles-ci, dont « la densité est généralement supérieure à la densité de « liquide, descendent peu à peu pour se rassembler, au bout « d'un certain temps, au fond du vase. Les particules qui « sont en suspension dans la couche inférieure du liquide « n'ont que peu d'espace à parcourir pour être séparées, de « sorte que cette couche inférieure tend à se clarifier rapi- « dement. Mais ce résultat est contrarié par la chute des « particules solides qui proviennent des tranches supé-

« rieures, et la clarification totale n'est opérée que lorsque « les matières solides de la couche supérieure du liquide ont « parcouru toute la hauteur du vase pour se déposer sur le « fond. Dans la plupart des cas et notamment lorsqu'il s'agit « de clarifier des eaux chimiquement épurées, la densité du « solide ne différant pas beaucoup de celle du liquide, il « faut très longtemps pour que la clarification soit com- « plète, surtout si les vases de décantation ont une grande « hauteur.

« Si l'on suppose que cette décantation s'opère dans un « récipient de 1 mètre de hauteur, entièrement rempli, les « particules solides de la couche supérieure devront par- « courir 1 mètre avant de se déposer. Si l'on divise le vase « sur sa hauteur, en dix tranches de 10 centimètres cha- « cune, par des diaphragmes, on conçoit immédiatement que « les particules solides de chaque tranche n'auront à par- « courir au maximum qu'un chemin de 0m,10 pour être dé- « posées. Il en résulte que l'introduction des draphragmes « aura eu pour conséquence d'assurer le dépôt des matières « solides en dix fois moins de temps. Ce principe, dont l'ef- « ficacité est évidente lorsqu'il s'agit d'un liquide à clarifier « en repos s'applique encore lorsque ce liquide traverse le « vase d'une manière régulière et continue. Mais, comme « il est incontestable que le mouvement contrarie la chute « des particules solides, il faut disposer le vase de manière « à obtenir la solution la plus satisfaisante, si l'on tient à « avoir une clarification continue, ce qui est particulière- « ment désirable pour les usages industriels.

« En tout cas, si l'on compare la clarification qui s'opère « dans un vase ne contenant aucun obstacle et recevant le « liquide à clarifier d'une manière continue par le bas pour « le déverser par le haut, avec la clarification qui s'opère « dans un vase de même forme muni des diaphragmes dont « il est question plus haut, on constate encore que la clarifi- « cation est dix fois plus rapide dans le deuxième cas que « dans le premier.

« D'autre part, les particules solides tendent toujours à « venir en contact avec toutes les parois du vase, en vertu « du principe physique bien connu de l'attraction molécu- « laire, de telle sorte que plus on multiplie les surfaces de « dépôt, plus on facilite la séparation des matières en sus- « pension dans le liquide.

« On peut donc, en combinant ces deux principes : divi- « sion du liquide en tranches minces et multiplication des « surfaces de dépôt, arriver à assurer la clarification parfaite « du liquide dans un vase de petit volume, eu égard au vo- « lume de liquide à clarifier, et cela d'une manière continue.

« En donnant aux diaphragmes une inclinaison convena- « ble, on peut obliger les dépôts qui s'y rassemblent, à « glisser sur la surface de ces diaphragmes et les conduire « ainsi par des pentes convenablement combinées, dans les « collecteurs de dépôts munis de robinets d'évacuation, « c'est-à-dire assurer le nettoyage automatique du filtre. »

CHAPITRE V

DISPOSITIONS DE NATURE A ÉVITER LES INCENDIES ET A SE PRÉMUNIR CONTRE LEUR PROPAGATION

Les dispositions à adopter dans les établissements industriels pour conjurer le péril d'incendie sont de deux sortes :

1° Les unes ayant pour but de diminuer les chances de sinistre et d'éviter sa propagation ;

2° Les autres, motivées par la nécessité d'assurer une évacuation rapide du personnel occupé.

Installation des bâtiments. — C'est surtout à l'architecte chargé de diriger la construction d'un établissement industriel qu'il incombe d'édifier son projet, de façon à ce que les chances d'incendie soient réduites le plus possible.

Les dispositions à prendre varieront nécessairement avec la nature de l'industrie et l'emplacement où doit s'élever l'usine.

Les constructions en matériaux incombustibles sont très recommandables, à condition toutefois que le plus grand soin soit apporté dans leur édification et qu'un jeu suffisant pour la dilatation aux plus hautes températures soit ménagé tout autour des pièces métalliques.

Le ciment armé employé dans ces derniers temps peut aussi être utilisé.

Autant que possible les divers bâtiments ne doivent avoir qu'un rez-de-chaussée et être isolés les uns des autres.

Dans les scieries mécaniques et les différents ateliers où l'on travaille des matières combustibles, le générateur de vapeur doit-être établi dans un local spécial complètement séparé des ateliers et magasins par un mur de maçonnerie.

Dans le cas exceptionnel où un même ouvrier est chargé de la conduite de la machine et du générateur de vapeur, il peut être établi dans le mur en maçonnerie séparant l'atelier de la chaufferie un châssis vitré qui permettra la communication avec le chauffeur mécanicien. La nuit et pendant les interruptions de travail, ce châssis vitré doit être fermé par un volet en fer. Le foyer et la cheminée du générateur doivent être disposés de manière à ne pas laisser échapper à l'intérieur les étincelles, les flammèches et les escarbilles provenant de la combustion des déchets de bois, des copeaux et de la sciure.

Par suite de la difficulté d'obtenir aujourd'hui des bois suffisamment secs, quelques établissements ont des séchoirs chauffés à la vapeur ou à l'air chaud, quelquefois au moyen de brasiers entretenus avec de la sciure ; il est nécessaire que ces séchoirs soient construits en matériaux incombustibles avec portes en fer et de plus complètement séparés des ateliers par des murs pleins en maçonnerie ; dans aucun cas la chaufferie ne doit être utilisée comme séchoir.

Causes d'incendie dans les ateliers et les usines. — Les dangers d'incendie dans les usines et les ateliers peuvent surtout provenir :

1° De l'emploi des machines électriques ;

2° Du maniement et de la conservation de matières facilement inflammables.

Précautions à prendre. — Les précautions à prendre sont les suivantes :

Quand on fait usage de l'éclairage électrique, les machines dynamo-électriques doivent être autant que possible enfermées dans des locaux spéciaux et en tout cas convenablement isolées; elles ne doivent jamais être placées dans un atelier où des corps explosifs, des gaz détonants ou des poussières inflammables se manient ou se produisent; les conducteurs doivent être protégés par des enveloppes, et des coupe-circuits doivent être adaptés pour éviter l'échauffement des conducteurs. Dans chacune des sections du circuit, le diamètre des fils doit être en rapport avec l'intensité des courants, de telle sorte qu'il ne puisse se produire un échauffement dangereux pour l'isolement du conducteur ou les objets environnants.

S'il existe des poussières inflammables ou si des matières inflammables sont placées sous les lampes à arc, celles-ci doivent-être renfermées dans des lanternes complètement fermées, mais dont le dessus peut être en toile métallique. Partout ailleurs, il est nécessaire de prendre des précautions telles que les parcelles de charbon incandescent qui peuvent tomber des lampes soient recueillies par un cendrier. Les lampes à incandescence qui seraient placées dans des locaux où peuvent pénétrer des matières inflammables doivent être enfermées dans une lanterne ou dans une double ampoule et la jonction entre la ligne et la lampe se faire à l'intérieur de cette ampoule. Le renouvellement des lampes dans ces lanternes ne doit s'effectuer que lorsque le courant est interrompu dans le circuit qui les alimente.

Les locaux dans lesquels se dégagent des gaz explosifs ou inflammables et les bâtiments qui servent à la garde des matières explosibles et inflammables ne doivent être éclairés que du dehors et ne doivent être visités qu'à la lampe de sûreté.

Dans le maniement de l'asphalte, du goudron, de la poix, de l'huile, dans les usines à vernis et dans la fabrication de dégras, on doit prendre des précautions pour que le liquide chaud ne sorte de la cuve qui le contient et l'on doit avoir à la main un couvercle pour empêcher l'entrée de la flamme dans ladite cuve. Les débris de chiffons imbibés d'huile doivent être jetés dans des caisses munies de couvercles se fermant d'eux-mêmes. Les murs et les charpentes des ateliers où l'on travaille le bois doivent être fréquemment balayés et débarrassés des folles poussières.

Dans une foule de circonstances, les incendies commencent dans des espaces restreints et de peu de surface ; mais lors des premiers indices du feu on n'a pas toujours sous la main les moyens de le combattre et d'en arrêter les développements. Cependant, le moindre retard apporté donne lieu le plus souvent à de graves désastres. Il est donc indispensable de pouvoir disposer d'un appareil toujours prêt à éteindre le feu d'un emploi facile, prompt et énergique. A cet effet, on peut installer dans les différentes parties d'un établissement sur des colonnes montantes des robinets d'eau en pression, avec jeux de tuyaux flexibles terminés par une lance et disposés de telle sorte que l'on puisse inonder d'eau toute l'étendue des surfaces susceptibles d'offrir des aliments à l'incendie ; les armoires qui renferment ces tuyaux, doivent être fermées par des portes vitrées. S'il n'existe pas de canalisation d'eau sous pression, on peut établir, dans la partie la plus élevée des bâtiments, un ou plusieurs réservoirs d'eau d'une contenance proportionnée à l'étendue et à l'importance de l'établissement ; ces réservoirs doivent être tenus constamment pleins et munis à leur base d'un jeu de tuyaux flexibles. Le dispositif automatique Grunnel est composé d'une bouche d'eau adaptée au plafond d'un local, et mise en communication à l'aide d'un tuyautage avec une source d'eau en pression. Cette bouche est fermée hermétiquement par un obturateur retenu par une soudure fusible, qui empêche la sortie du liquide. Dès que la température du milieu ambiant atteint 70°, aussitôt la soudure fond, et la bouche vomit une quantité d'eau à l'état divisé qui vient mouiller en tous sens une surface de 9 mètres carrés de plafond et de planchers.

Extincteurs. — Ces masses d'eau ainsi projetées ont l'inconvénient d'occasionner des avaries. Les extincteurs proprement dits placés à l'avance dans plusieurs endroits des ateliers présentent cet inconvénient à un moindre degré. Il existe beaucoup de types d'extincteurs, nous ne décrirons que les plus connus.

L'extincteur Carlier et Vignon se compose d'un récipient en tôle d'acier clos hermétiquement, d'une capacité de 35 à 40 litres, portatif, rempli à l'avance d'une solution saline, et chargé à haute pression (5 atmosphères environ) de gaz acide carbonique. Muni de cet appareil, on s'approche du feu, et puis, ouvrant le robinet d'une main, on dirige de l'autre le jet liquide sur les corps enflammés ; en raison de la haute pression exercée par le gaz dissous, l'extincteur fonctionne sans pompe ; il agit sans retard dans un lieu quelconque ; le jet qu'il projette possède une triple puissance extinctrice due à l'eau, au sel dissous, et au gaz carbonique. Cet extincteur a été perfectionné par M. Baniolas qui l'a réimporté d'Espagne sous le nom de *mata-fuego* (tue-feu) ; outre le bicarbonate de soude, la dissolution renferme de l'alun, qui vient se vitrifier sur les charbons et les empêcher de se rallumer ; le mata-fuego est analogue à un énorme siphon d'eau de seltz dont le bouchon fileté sert à la fermeture hermétique et au remplissage de l'appareil.

L'extincteur de Mauclerc est constitué d'un récipient contenant une dissolution de bicarbonate de soude ; dans ce récipient se trouve une petite boule de verre qui contient de l'acide tartrique. La projection du récipient sur le corps enflammé produit la rupture de ce dernier, ainsi que de la boule et donne lieu à une production abondante d'acide carbonique qui s'oppose à la combustion des corps environnants.

Il existe enfin un certain nombre d'extincteurs dont la composition est tenue secrète par les inventeurs et qui répandent de l'acide carbonique sur les matières incandescentes, soit qu'on les brise en les projetant vivement, soit que le verre éclate sous l'influence de la température produite par l'incendie.

Mesures de sécurité à prendre dans les salles de spectacle. — Énumérons maintenant les dispositifs propres à éviter la propagation de l'incendie dans les théâtres et autres salles de spectacle contenant une scène.

Ce sont :

1° Le grand secours permettant de faire abattre une pluie diluvienne sur la scène ;

2° Le rideau de fer qui en s'abaissant barre aux flammes le chemin de la salle ;

3° La cheminée d'appel qui doit surmonter la scène et permettre, une fois ouverte, une issue normale aux fumées et aux flammes ;

4° Enfin la cheminée d'appel qui surmonte la coupole de la salle de spectacle et doit servir au dégagement des gaz qui au premier abord auraient pu envahir le monument.

Pour que ces dispositifs de sécurité remplissent le but qu'on se propose, il faut que d'un point quelconque du théâtre on puisse manœuvrer le grand secours et le rideau de fer et déterminer l'ouverture des deux cheminées d'appel. Il faut surtout que tout le personnel du théâtre soit familiarisé avec l'emploi de ces mesures et qu'il connaisse exactement les points d'où l'on peut les provoquer instantanément, soit au moyen de boutons électriques, soit par tout autre système. Enfin pendant les représentations un service de permanence doit se trouver devant l'un des tableaux portant les quatre boutons commandant respectivement la manœuvre du grand secours, du rideau de fer, de la cheminée d'appel de la scène et de celle de la salle.

Évacuation rapide du personnel occupé. — Les dispositions motivées par la nécessité d'assurer une évacuation rapide du personnel occupé sont contenues dans l'article 16 du décret du 10 mars 1894.

Cet article est ainsi conçu :

« Les sorties des ateliers sur les cours, vestibules, esca-
« liers et autres dépendances intérieures de l'usine doivent
« être munies de *portes s'ouvrant de dedans en dehors*. Ces
« sorties seront assez nombreuses pour permettre l'évacua-
« tion rapide de l'atelier; elles seront toujours libres et ne
« devront jamais être encombrées de marchandises, de ma-
« tières en dépôt ni d'objets quelconques.

« Le nombre des escaliers sera calculé de manière que
« l'évacuation de tous les étages d'un corps de bâtiment
« contenant des ateliers puisse se faire immédiatement.

« Dans les ateliers occupant plusieurs étages, la cons-
« truction d'un escalier incombustible pourra, si la sécurité
« l'exige, être prescrite par une décision du ministre du
« commerce, après avis du comité des arts et manufactures.

« Les récipients pour l'huile ou le pétrole servant à l'éclai-
« rage seront placés dans des locaux séparés et jamais au
« voisinage des escaliers. »

Le paragraphe 1er exige que les sorties des ateliers sur les cours soient munies de portes s'ouvrant de dedans en dehors ; il faut en effet que, si un incendie éclate subitement, l'affluence des ouvriers au voisinage des portes ne puisse empêcher de les ouvrir. Pour la même raison, les portes doivent être toujours libres et jamais encombrées de marchandises, de matières en dépôt, ni d'objet quelconque. La fermeture des issues avec des poids ou des ressorts est préférable à la fermeture au moyen de clanches. Le règlement concernant les établissements industriels de la province de Québec exige que la largeur des portes d'évacuation ne soit pas inférieure à 48 pouces (1m,20) et la hauteur d'au moins 7 pieds (2m,10). Quant aux portes servant d'issues à des corridors, passages, allées ou escaliers, elles ne doivent pas avoir une largeur moindre que la largeur de ces passages ; si elles servent d'issue en cas de paniques, elles devront s'ouvrir sur les deux sens et être maintenues fermées au moyen de poids ou de ressorts.

Les sorties doivent être assez nombreuses pour permettre une évacuation rapide. Il résulte de plusieurs expériences que 100 personnes peuvent en trois minutes sortir par une porte de 0m,60. Ce chiffre peut servir de base dans chaque cas particulier.

Bien que le décret ne spécifie pas d'une façon formelle que toutes les sorties sans exception doivent être munies de portes s'ouvrant de dedans en dehors, nous pensons qu'il ne serait pas suffisant d'appliquer cette disposition à quelques-unes des sorties seulement. Car, bien que le nombre de ces sorties et leurs dimensions fussent suffisants pour assurer une évacuation rapide, il peut très bien se produire que, en cas de panique, le personnel se porte sur une des issues s'ouvrant de dehors en dedans et mettre ainsi son existence en danger.

Aux termes du deuxième paragraphe de l'article 16, le nombre d'escaliers sera calculé de manière que l'évacuation de tous les étages d'un corps de bâtiment contenant des escaliers puisse se faire immédiatement.

Le Comité consultatif d'hygiène par la voix de son rapporteur, M. Napias, a pensé que cette prescription générale devait suffire et qu'il serait excessif de décider par avance le nombre des escaliers d'après la longueur de l'atelier, comme on le fait en Russie par exemple. La dimension de l'atelier peut être en effet un élément trompeur si l'on ne tient pas compte aussi de la nature des matières qu'on y travaille et surtout du nombre des ouvriers comparés à la dimension et à la facilité des issues.

Voici comment on pourrait mathématiquement arriver à la solution de la question.

Soit t le temps exprimé en secondes séparant le moment où l'alarme est donnée du moment où le sinistre s'est développé jusqu'à rendre impraticable le trajet à effectuer pour échapper au danger. Cette période t est variable avec chaque industrie. Elle dépend de plusieurs facteurs, notamment des dimensions des ateliers, de la combustibilité plus ou moins rapide de la matière qui a pris feu et du rapport de la quantité de fumée et de gaz capable de causer l'asphyxie au cube de la salle.

Ainsi t est assez faible dans les industries du bois où se trouvent accumulées des matières aisément inflammables, pièces de bois, copeaux, sciures, et où il se produit une poussière légère et impalpable qui propage très rapidement un commencement d'incendie ; il en est de même dans les fabriques de briquettes de houille au brai gras, dans les usines pour la trituration du liège, les distillleries, les fabriques de bougies, les huileries et dans la plupart des industries chimiques où t est encore rendu plus faible par suite de la grande volatilité des matières maniées et de la fumée très abondante que produit leur combustion.

En résumé, on peut considérer t comme fonction de deux quantités, l'une r que nous appellerons la puissance transmissible d'incendie et l'autre c que nous appellerons coefficient d'asphyxie, quantité intimement liée au coefficient de volatilisation pour l'unité de volume, c'est-à-dire qu'on a $t=f(r, c)$.

Dans la plupart des cas, on pourra déterminer t expérimentalement. Comme il en sera de même de r et de c, on pourra obtenir par interpolation l'expression de la fonction f.

Si maintenant nous appelons v la vitesse parcourue par seconde par l'ouvrier qui veut échapper au danger et d la plus grande distance qu'il a à franchir pour arriver à l'issue la plus proche, l'expression $\frac{d}{v}$ sera une limite supérieure de t.

Si l est la somme des largeurs des diverses issues, le temps employé par n individus pour sortir par ces issues serait

$$\frac{n \times 180'' \times 0^{m},60}{100 \times l}$$

(puisqu'il résulte de l'expérience que 100 personnes peuvent en 3 minutes sortir par une porte de $0^{m},60$).

La limite supérieure du temps employé par le dernier ouvrier pour échapper au danger sera donc

$$t_1 = \frac{d}{v} + \frac{n \times 180'' \times 0^{m},60}{100 \times l}. \qquad (1)$$

Pour que tous les ouvriers puissent s'échapper, il faut que t_1 ne soit pas inférieur à t.

Comme t_1 est une limite supérieure, nous pouvons, pour

obtenir le minimum de l remplacer t_1 par t dans (1). On en déduit :

$$l = \frac{n \times 180'' \times 0^m,60}{\left(t - \frac{d}{v}\right) 100}. \qquad (2)$$

Pour avoir une valeur réelle de l, il faut que $t > \frac{d}{v}$. Cela est évident, parce que si $t < \frac{d}{v}$, l'accès des issues ne serait pas possible.

Dans la formule (2), t, avons-nous dit, est fourni par l'expérience ; v peut être pris égal à 2 mètres. Quant à d, il dépend des dimensions de la salle. Si la salle est rectangulaire, on pourra prendre pour d la longueur de la diagonale.

Quand sera-t-il nécessaire d'exiger la construction de l'escalier incombustible dont il est parlé au paragraphe 3 ?

Ce sont des questions d'espèce que l'examen des ateliers permet seul de résoudre. Autant que possible, l'escalier incombustible devrait être établi extérieurement. En effet, tout escalier de secours disposé à l'intérieur peut, si l'incendie prend naissance aux étages inférieurs, former cheminée d'appel avec l'escalier habituel et amener presque instantanément l'envahissement par les gaz et les fumées des deux cages d'escalier qui deviennent ainsi impraticables.

Pour aider l'évacuation des immeubles desservis par un seul escalier et où les ateliers sont généralement installés dans les combles ou tout au moins dans les étages supérieurs, on peut disposer des balcons ou galeries placées en dehors de l'établissement, auxquels on peut accéder par des fenêtres ouvrant dans le sens de la sortie.

Les échelles ou escaliers de sûreté métalliques aboutissant à ces balcons doivent avoir leur base mobile pour pouvoir en cas de sinistre descendre jusqu'au sol.

Lorsque les fenêtres ou autres issues donnant sur les galeries de sauvetage sont à plus de $0^{m},50$ du dessus du plancher, on devra établir des gradins permettant d'atteindre facilement ces issues.

Le règlement du 31 octobre 1895 concernant les établissements industriels de la province de Québec édicte que dans les établissements de trois étages ou plus, où les ouvriers travaillent au-dessus du 2e étage, l'inspecteur pourra exiger la construction d'issues additionnelles et même d'escaliers de sauvetage à l'extérieur, si les issues ordinaires de chaque extrémité de l'établissement ne sont pas suffisantes.

L'obligation de reléguer les récipients pour les huiles et le pétrole dans des locaux séparés et éloignés des escaliers s'explique d'elle-même. Il convient en effet d'amoindrir, surtout au voisinage des issues, les chances d'incendie assez nombreuses pendant les opérations de remplissage et d'allumage des lampes.

LIVRE IV

ACCIDENTS DU TRAVAIL

CHAPITRE PREMIER

NOTIONS SUR LES ACCIDENTS PRODUITS PAR LES MACHINES ET MÉCANISMES

Les statistiques officielles annuelles que les inspecteurs du travail doivent fournir au ministère du commerce et de l'industrie divisent les accidents industriels en 12 catégories selon qu'ils proviennent :

1° Des moteurs ;

2° Des transmissions ;

3° Des machines-outils, métiers, etc. ;

4° Des ascenseurs, grues, appareils de levage ;

5° Des chaudières à vapeur, autoclaves, etc. ;

6° Des explosifs (poudre, dynamite, etc.) ;

7° Des matières incandescentes, brûlantes et corrosives ;

8° Des éboulements et chutes d'objets ;

9° De la chute de l'ouvrier (du haut d'une échelle, d'un escabeau, d'un échafaudage, dans les excavations, etc.) ;

10° De la manutention des fardeaux ;

11° De la conduite des voitures (accidents causés par les animaux) ;

12° Des outils à main (marteaux, haches, scies, rabots, etc.).

Une 13e colonne avec le titre « Causes diverses » contient les accidents, très rares d'ailleurs, qui ne rentrent dans aucun des groupes précédents.

Les organes mécaniques causent 25 p. 100 environ du nombre total des accidents industriels. Dans ce chiffre, les engrenages, dont beaucoup sont protégés, entrent encore pour 5 p. 100; les roues, poulies, arbres et courroies, 3 p. 100; les autres organes de transmission 4 p. 100, et les pièces travaillantes 13 p. 100.

Il résulte d'une statistique faite par M. Jaracsewzki, inspecteur divisionnaire du travail, que, en tenant compte de la proportion des ouvriers de chaque groupe d'industrie, le groupe des machines-outils et celui des usines métallurgiques fournissent le plus grand nombre d'ouvriers blessés. Mais on ne saurait pour cela affirmer que ces industries sont plus dangereuses que d'autres, parce que dans cette évaluation proportionnelle, on n'a tenu compte ni de la gravité des blessures, ni de leurs conséquences.

C'est principalement dans l'industrie de la construction que les accidents mortels surviennent plus fréquemment. Cela provient de ce que, tant à cause de la hauteur à laquelle les ouvriers sont placés que des conditions de travail forcément défectueuses, ces ouvriers sont le plus exposés aux dangers.

Une étude spéciale sur les mesures à prendre pour réduire autant que possible les dangers résultant de l'outillage fera l'objet d'un ouvrage qui paraîtra prochainement.

CHAPITRE II

NATURE DES ACCIDENTS

Brûlures. — Les brûlures peuvent être occasionnées soit par des agents chimiques connus sous le nom de caustiques, soit par des corps en ignition agissant par contact ou par rayonnement.

Quelle que soit leur cause, elles désorganisent et détruisent plus ou moins profondément les tissus attaqués, si peu que leur action sur ces tissus ait été prolongée.

Suivant leur gravité, on divise les brûlures en trois degrés ou catégories :

Les brûlures du 1er degré, tout à fait superficielles, rougissant la peau sans soulever l'épiderme et n'occasionnant qu'une douleur peu vive ;

Les brûlures du 2e degré, qui soulèvent l'épiderme et forment des ampoules ou cloches nommées phlyctènes.

Les brûlures du 3e degré, qui attaquent profondément la peau et sont très douloureuses.

Les brûlures sont à craindre dans les apprêts, les teintureries, les usines métallurgiques, le travail des métaux, les papeteries, les sucreries, les raffineries de sucre, les verreries, les industries chimiques, etc.

Plaies. — On désigne sous le nom de plaie la séparation brusque de parties vivantes, normalement réunies.

On divise les plaies en :

1° Plaies par instruments tranchants, incisions ou coupures ;

2° Plaies par instruments piquants ou piqûres ;

3° Plaies par instruments contondants ou contusions ;
4° Plaies par arrachement ;
5° Plaies par morsure ;
6° Plaies envenimées ;
7° Plaies virulentes.

Plaies par instruments tranchants. — Dans ces plaies, l'instrument agit en pressant et en sciant les chairs, d'où résultent deux lèvres saignantes, réunies à angle aigu par leur partie profonde. Ces plaies sont produites dans l'industrie par les machines-outils servant à sectionner les étoffes, les peaux, les bois, les métaux.

Plaies par instruments piquants. — Les plus communes sont celles qui sont faites par les clous, les fragments d'os, de bois ou de verre. Les plus compliquées de ces plaies sont celles dans lesquelles s'est brisée la pointe de l'instrument. Ces plaies sont fréquentes chez les ouvriers employés au sciage de l'os, de la nacre, du corozo, du bois, etc.

Plaies par instruments contondants. — Les corps contondants qui agissent sur les tissus vivants ne produisent pas tous les mêmes effets. Les uns froissent et écrasent les tissus sans les diviser et occasionnent ce qu'on appelle des contusions. Les autres, soit qu'ils agissent avec plus de violence, soit qu'ils présentent des aspérités, produisent, outre la contusion, une véritable solution de continuité et on observe ce qu'on appelle les plaies contuses. Celles-ci peuvent se rencontrer sur toutes les parties du corps, mais la tête, à cause de sa structure osseuse, et les extrémités, à cause de leurs usages, y sont plus particulièrement exposées.

Les contusions et les plaies contuses sont les plus fréquents des accidents d'atelier, parce que toutes les professions exposent à des chocs ou à des pressions.

Plaies par arrachement. — Les plaies par arrachement sont des solutions de continuité produites par une violente traction et offrant des caractères tout particuliers, selon le point du corps où la partie a été séparée. Les plus communes de ces lésions ont trait à l'arrachement des doigts et des phalanges. Elles sont produites très souvent dans l'industrie par les courroies de transmission, les engrenages, les cônes et les cylindres de friction.

Plaies par morsure. — Les morsures produites par les dents des animaux varient avec la forme de leurs dents et la force de leur mâchoire. Les herbivores, notamment le cheval, l'âne et le mulet, ayant les dents aplaties, écrasent les tissus et forment ainsi des plaies contuses accompagnées parfois de broiement et d'épanchement de sang.

Plaies envenimées. — Ce sont celles dans lesquelles certains animaux, après avoir pratiqué avec leurs dents ou leur dard la solution de continuité, déposent le venin contenu dans leur bouche. Les animaux pourvus de venin que l'homme doit craindre à cause de leur morsure sont : les abeilles, les guêpes, les frelons, les scorpions, les vipères, etc.

Plaies virulentes. — Les plaies virulentes diffèrent des précédentes par l'introduction dans l'économie d'un produit de sécrétion morbide, capable de s'engendrer de nouveau et qui ne manifeste sa présence qu'après une période d'incubation. A cette classe morbide appartiennent la pustule maligne, la morve, la syphilis.

Fractures. — On appelle fracture la rupture violente d'un os ou d'un cartilage dur par l'effet d'une cause extérieure.

Les fractures sont incomplètes ou complètes, suivant que la continuité de l'os est partiellement ou complètement détruite.

La gravité des fractures varie avec le siège, la direction de la cassure, la position des fragments et les déplacements.

Les chutes, les coups, les explosions, les éboulements, les ruptures d'échafaudages, etc., sont les causes les plus communes des fractures qui menacent les charpentiers, les mineurs, les tailleurs de pierres, les maçons, les mécaniciens, les estampeurs, les lamineurs, les aiguiseurs, etc. (Brémond, *Précis d'hygiène industrielle.*)

CHAPITRE III

PREMIERS SOINS A DONNER EN CAS D'ACCIDENTS

Les premiers soins à donner en cas d'accidents avant l'arrivée d'un médecin ont été indiqués d'une façon précise et complète dans un tableau que l'Association des industriels de France[1] a fait remettre à tous ses adhérents. Aussi nous ne pouvons mieux faire que d'en reproduire ci-après tout le contenu.

I. — CONSEILS AUX SAUVETEURS

En cas d'accident, immédiatement appelez le médecin ou, le plus tôt possible, transportez le malade à l'hôpital.

Mais, avant l'arrivée du médecin ou le transport à l'hôpital, donnez les soins absolument urgents, sans affolement ni précipitation, mais avec sang-froid, activité et savoir.

Éloignez toujours les inutiles.

Prenez pour devise « d'abord de ne pas nuire au malade ». — Étudiez les « premiers soins » : méfiez-vous des avis des gens ignorants (remèdes de bonnes femmes, charlatans) ; méfiez-vous de vous-mêmes ; avant d'agir, sachez ! Sachez surtout que « la propreté est la condition primordiale de la guérison des plaies ».

Chefs d'industrie, ayez autant que possible un poste de secours convenablement aménagé, et tout au moins une boîte de se-

---

1. L'Association des industriels de France contre les accidents du travail, fondée en 1883 et reconnue comme établissement d'utilité publique par décret en date du 8 avril 1891, a son siège à Paris. Président : M. Perissé. — Directeur : M. Mamy.

cours ; demandez à votre médecin de faire à votre personnel la démonstration des premiers soins.

Les premiers soins empêchent l'aggravation du mal ; ils sauvent quelquefois de la mort ; toujours ils facilitent l'intervention du médecin et hâtent la guérison.

II. — ACCOUCHEMENT

En l'absence de la sage-femme et du médecin, mandés immédiatement, appeler une ou deux femmes-mères.

Faire coucher la femme (à défaut de lit, sur le sol garni de couvertures ou de paille), le siège légèrement relevé par un coussin, un rouleau de vêtements. Ne pratiquer aucun attouchement avec les doigts.

Si l'enfant vient, le recevoir et l'enrouler dans une serviette propre, après l'avoir couché au besoin sur le dos ; lui nettoyer la bouche avec le doigt garni d'un linge propre ; au bout de deux à trois minutes, lui lier le cordon en deux points, à 10 et 15 centimètres du nombril, même avec une ficelle ordinaire, et le couper entre les deux ligatures ; l'essuyer rapidement avec la serviette ; l'envelopper d'un linge de laine et le tenir chaudement.

Ne rien faire pour extraire le délivre (pas de traction sur le cordon) ; après son expulsion, l'enlever sans salir la femme ; couvrir celle-ci chaudement.

Si l'enfant ne respire pas, lui fouetter le visage, la poitrine et le creux de l'estomac avec une serviette mouillée d'eau froide et pratiquer la respiration artificielle. (Voir *Asphyxie par submersion*.)

III. — ASPHYXIE (Arrêt de la respiration).

RÈGLES GÉNÉRALES

A. — Au plus vite, sortir la victime du milieu irrespirable ou délétère (eau, terre, gaz) ou enlever l'obstacle à la respiration (corde, corps étrangers) [sauvetage proprement dit].

B. — Immédiatement ensuite, rétablir la respiration, en attendant le médecin demandé aussitôt.

1° Asphyxie par submersion.

A. — Sauvetage proprement dit : cerceaux et ballons de sauvetage. — Le nageur-sauveteur ayant, si possible, autour du poignet gauche une corde fixée au rivage, saisit la personne qui se noie, sans jamais se laisser saisir lui-même. Il l'aborde par derrière, passe la main gauche sous son bras gauche, lui saisit de cette main le poignet droit, tient son corps fortement serré contre lui et gagne le bord en nageant vigoureusement sur le dos et lui maintenant la bouche au-dessus de l'eau (fig. 15). Dans

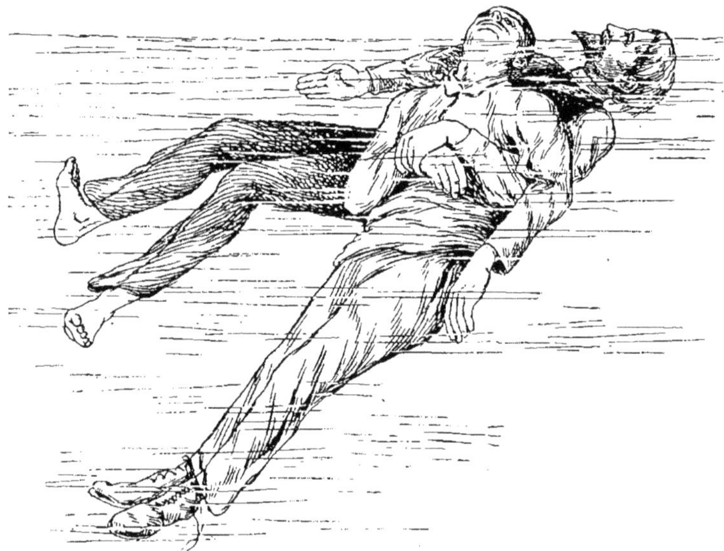

Fig. 15. — Sauvetage d'un noyé.

cette position, le sauveteur n'a rien à craindre. — Si la personne est inerte, il la ramène par les cheveux ou le bras, la bouche au-dessus de l'eau (noyé sur le dos).

B. — Rétablir la respiration (considérer le noyé comme frappé de mort apparente). — Sorti de l'eau, le noyé est, selon la température, laissé à l'air libre ou porté dans une pièce bien aérée (éloigner les curieux).

a) Pour expulser l'eau de ses organes, on ne le tient pas verticalement la tête en bas ; mais, après l'avoir déshabillé jusqu'à la ceinture et essuyé rapidement, mettant le genou gauche en terre, le placer en travers sur la cuisse droite, posé sur le ventre, les épaules basses, la tête soutenue par un aide, et exercer, à trois ou quatre reprises, sur les côtés de la poitrine, des pressions assez fortes, mais non exagérées, en glissant des aisselles vers les flancs (fig. 16). — Le coucher ensuite, le dos sur le sol, la tête tournée de côté. Écarter les dents avec douceur et maintenir la bouche ouverte à l'aide d'un morceau de bois ou d'un bouchon taillé glissé entre les molaires. Nettoyer la bouche, la gorge et le nez avec le doigt enveloppé d'un linge propre ou les barbes d'une plume, provoquant, si possible, le vomissement.

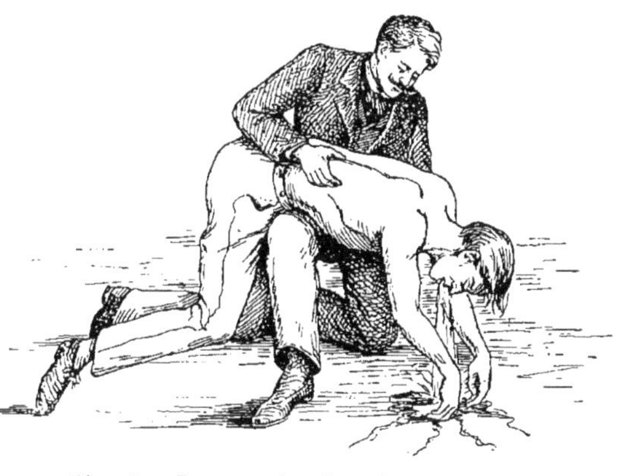

Fig. 16. — Pour expulser l'eau de ses organes.

b) Puis tirer la langue hors de la bouche, avec assez de force, mais toujours sans exagération, en la dirigeant vers le menton, après avoir, pour la saisir, enveloppé son extrémité avec un linge propre. En répétant cette manœuvre toutes les quatre ou cinq secondes, pendant quinze à trente minutes, et laissant chaque fois la langue revenir à sa position normale, il est fréquent de voir renaître les mouvements respiratoires spontanés. (Tractions rythmées de la langue, procédé du docteur Laborde.) [Fig. 17.] — Si ces mouvements ne reparaissent pas, maintenir la langue dehors, contre le menton, soit avec la main d'un aide, soit avec

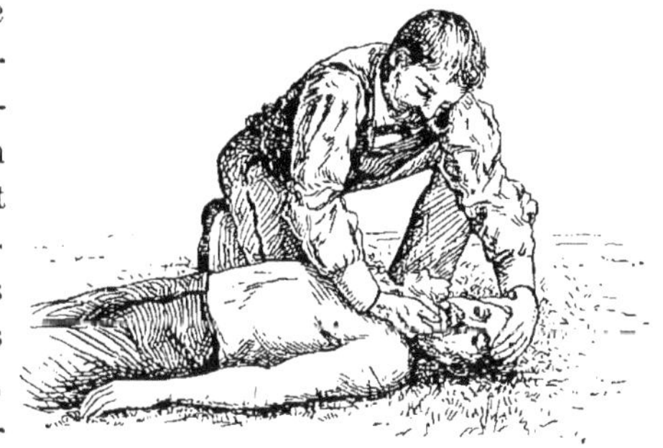

Fig. 17. — Tractions rythmées de la langue.

une bande, une corde, serrée autour du menton et de la nuque, et pratiquer la respiration artificielle.

c) Respiration artificielle (le mieux serait de la pratiquer en même temps que les tractions rythmées de la langue). [Procédé de Sylvester.]

Le noyé étant couché sur le dos, la langue dehors et la bouche ouverte, le dos soulevé par un rouleau fait de ses vêtements, une botte de paille, un sac plein, se placer derrière la tête, saisir les bras au niveau du coude et, quinze fois par minute, les relever graduellement, avec une certaine force, de chaque côté de la tête (fig. 18.), puis les ramener de chaque côté de la poitrine, que l'on comprime modérément à cet instant (fig. 19). Continuer cette manœuvre jusqu'au retour de la respiration normale, des heures, trois ou quatre, s'il le faut, surtout si l'on a quelque lueur d'espoir.

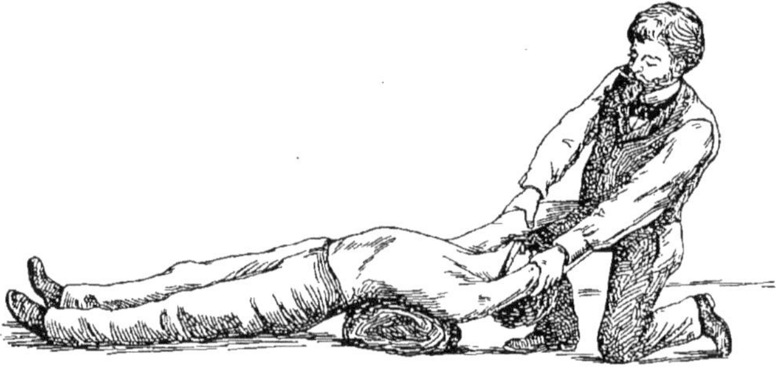

Fig. 18. — Respiration artificielle (1er temps).

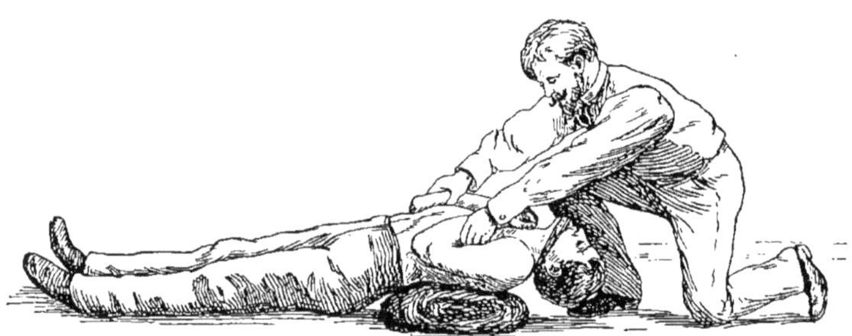

Fig. 19. — Respiration artificielle (2e temps).

d) Moyens simultanés. — En même temps que les tractions

rythmées de la langue et la respiration artificielle, exciter le retour de la fonction par des inhalations prudentes d'ammoniaque (quelques gouttes seulement à la fois sur un mouchoir roulé en cornet ouvert au sommet) ou de vinaigre fort ou de sels volatils; fouetter le visage, la poitrine et le creux de l'estomac avec une serviette mouillée d'eau froide ; frictions générales avec un tampon de linge rude ; sinapismes aux mollets.

C. — Soins consécutifs. — Dès que la respiration est rétablie, réchauffer le malade (lit, frictions générales, boules d'eau chaude, couvertures et, quand il a repris sa connaissance, boissons chaudes (thé, café, grog, vin, par cuillerées à café) et sommeil (tête haute, air pur).

2° Asphyxie par éboulement.

A. — Au plus vite, sortir de terre l'enseveli (fouilles prudentes ; éviter de nouveaux éboulements, les coups de pioche à la victime ; relever avec précaution son corps et ses membres souvent fracturés et la transporter à l'air pur).

B. — Le coucher sur le dos, la tête de côté. Enlever la terre de la bouche, de la gorge et du nez avec le doigt entouré d'un linge ou les barbes d'une plume, tandis qu'on le déshabille jusqu'à la ceinture.

Pratiquer immédiatement les tractions rythmées de la langue et, si elles ne donnent pas de résultat, la respiration artificielle.

Moyens simultanés.

C. — Soins consécutifs.

(Voir *Asphyxie par submersion.*)

3° Asphyxie par les gaz.

Gaz irrespirables (acide carbonique, hydrogène, gaz des marais, éthylène).

Gaz délétères (oxyde de carbone, acide sulfhydrique). L'asphyxie se complique ici d'empoisonnement.

A. — Sauvetage proprement dit :

1° Asphyxie dans une maison [généralement par oxyde de carbone, accompagné d'acide carbonique ou d'hydrogène et de gaz des marais (vapeurs de charbon, gaz d'éclairage)].

D'abord rendre l'air respirable (aérer, ouvrir portes et fenêtres du dehors, forcer ou briser). Si, pour ouvrir partout, il faut pénétrer à l'intérieur, s'attacher à la ceinture une corde tenue du dehors (la maintenir tendue), faire une série de fortes inspirations et agir vite, en ne respirant qu'aux fenêtres ouvertes (si fuite de gaz, fermer le robinet de la conduite principale de la maison [pas de lumière, gare à l'explosion !]). Sortir au plus vite la victime à l'air pur.

2° Asphyxie dans :

a) Germoirs, caves, cuves à fermentation, celliers, fosses, puits, puisards, caveaux, fours à chaux (acide carbonique);

b) Mines, carrières, tunnels (coups de grisou, explosifs), locaux incendiés, cuves de gazomètres (oxyde de carbone et acide carbonique) ;

c) Fosses d'aisances et égouts (également dangereux longtemps après leur nettoyage), piscines (acide sulfhydrique, sulfhydrate d'ammoniaque, acide carbonique, carbures d'hydrogène).

Immédiatement pénétrer avec un appareil respiratoire ou, à défaut de cet instrument, rendre d'abord l'air respirable :

Par ventilation : ouvertures en sens contraire, ventilateurs, foyer sous hotte et manches d'aspiration ;

Ou neutralisation chimique :

a) Arroser (arrosoir) abondamment d'en haut avec eau, eau de chaux, lait de chaux très clair, solutions très étendues de potasse ou de soude (pour l'acide carbonique).

b) Il n'existe pas de neutralisant chimique réellement pratique pour l'oxyde de carbone ; mais, après neutralisation de l'acide carbonique, l'oxyde de carbone, qui reste, permet généralement un sauvetage très rapide.

c) Arroser abondamment d'en haut avec eau, eau de chaux, lait de chaux très clair, solutions très étendues de potasse ou de soude, solutions de sulfate de peroxyde de fer, de sulfate de cuivre, d'acétate de plomb, ou projeter du chlorure de chaux (pour l'acide sulfhydrique et le sulfhydrate d'ammoniaque). [Provision de neutralisant chimique actif dans chaque industrie menacée.]

Vérifier si l'air est respirable (règle à suivre, avant le travail, pour prévenir l'accident) en y introduisant un animal pendant trois ou quatre minutes (poulet, lapin, dans un panier ouvert). [Pas de bougie ni lampe allumées, incertitude et danger d'explosion.]

Et alors seulement, après avoir passé à la ceinture une forte corde, à la main gauche une corde de signal, toutes deux très tendues (convenir du signal : deux ou trois secousses rapides), à la main droite une forte corde pour la victime et mis une compresse imbibée d'eau de chaux devant le nez et la bouche, faire une série de fortes inspirations, descendre rapidement à l'échelle ou à la corde, retenir le plus possible sa respiration au fond, nouer la corde de la main droite autour de la poitrine de l'asphyxié et remonter rapidement avec lui en le soutenant (fig. 20). L'exposer à l'air pur. (Surveiller attentivement les cordes d'attache et de signal du sauveteur, communiquer à chaque instant par la voix.)

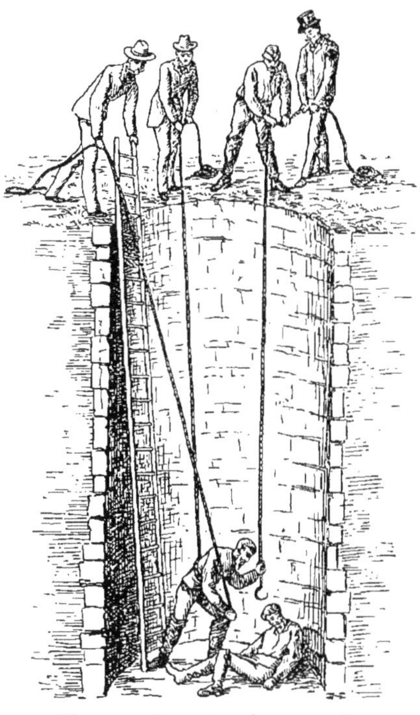

Fig. 20. — Sauvetage dans un puits.

B. — Dans les deux cas, le coucher sur le dos, la tête de côté ; ouvrir et nettoyer la bouche, la gorge et le nez, tandis qu'on le déshabille et qu'on l'essuie.

Pratiquer les tractions rythmées de la langue et, si elles sont insuffisantes, la respiration artificielle.

Moyens simultanés.

C. — Soins consécutifs.

(Voir *Asphyxie par submersion.*)

4° Asphyxie par pendaison, par étranglement.

A. — Couper ou enlever immédiatement l'obstacle à la respiration (corde, lien), en soutenant le corps pour éviter sa chute ; desserrer le nœud pour dégager le cou ; transporter l'asphyxié à l'air pur.

B. — Le coucher sur le dos ; le déshabiller ; lui ouvrir la bouche.

Pratiquer les tractions rythmées de la langue et, si elles sont inefficaces, la respiration artificielle.

Moyens simultanés.

C. — Soins consécutifs.

(Voir *Asphyxie par submersion.*)

IV. — ATTAQUE DE NERFS, ÉPILEPSIE

Coucher le malade dans un lieu sûr ; le surveiller ; éloigner de lui tout objet qui puisse le blesser. Ouvrir les vêtements ; desserrer les dents avec douceur et les maintenir écartées avec un bouchon taillé en biseau et glissé entre les molaires, afin d'éviter la morsure de la langue ; essuyer avec un linge propre l'écume des lèvres ; laisser passer l'accès de lui-même, sans faire respirer de substances fortes.

V. — BRULURES

1° Par le feu :

Éteindre les vêtements en feu, en entourant la personne d'une couverture, d'un manteau, afin d'empêcher l'accès de l'air au foyer de combustion ; puis, aussitôt, inonder d'eau fraîche la partie brûlée.

Coucher le blessé par terre, sur le tapis ou sur une table ; enlever les vêtements avec précaution ; les couper au besoin et, s'ils adhèrent, les mouiller avec de l'eau boriquée pour ne pas arracher l'épiderme ni la peau.

Éviter le refroidissement du malade (chambre chaude, couvertures, boissons chaudes).

Laver rapidement les brûlures avec de l'eau boriquée ; vider les ampoules par quelques piqûres d'épingle ; mais ne jamais déchirer ni enlever l'épiderme : ne rien appliquer qui puisse souiller ou irriter la plaie.

Pansement immédiat avec la solution d'acide picrique au centième (Dr Thierry). — Recouvrir toutes les parties brûlées de compresses de gaze stérilisée, imbibées de la solution picrique (si brûlures très étendues, immersion totale dans un tonneau de solution picrique, pendant dix minutes ; laisser sécher ; couvrir de gaze stérilisée). Par-dessus la gaze, ouate hydrophile (pas de taffetas gommé) ; puis bandage approprié (bande roulée, mouchoir, serviette).

Renouveler le pansement tous les trois jours.

Enlever la coloration jaune, après guérison, par des lavages à l'eau additionnée d'ammoniaque.

2° Par les acides (sulfurique, chlorhydrique, azotique) :

Inonder d'eau la partie atteinte ; ensuite, lavages répétés avec une solution de cristaux de soude (10 grammes par litre), puis avec de l'eau pure ; enfin, pansement analogue à celui des brûlures par le feu.

3° Par les alcalis (potasse, soude, chaux, ammoniaque) :

Inonder d'eau la partie atteinte ; ensuite, lavages répétés avec de l'eau vinaigrée (1 vinaigre pour 3 eau), puis avec de l'eau pure ; enfin, pansement analogue à celui des brûlures par le feu.

Si chaux dans l'œil, ou la chaux est éteinte (pas de changement au traitement ci-dessus) ; ou la chaux est vive : lavage à l'huile de table (ne pas employer d'eau) ; comme pansement, verser quelques gouttes d'eau sucrée entre les paupières pour calmer la douleur.

VI. — CONGÉLATION

Réchauffer très lentement.

Transporter le malade dans une chambre froide, que l'on chauffera graduellement, dès qu'il aura repris sa respiration et sa connaissance.

Ne pas forcer les membres raidis (couper les vêtements).

Si les mouvements respiratoires sont suspendus, pratiquer la respiration artificielle. (Voir *Asphyxie par submersion.*)

Ne jamais exposer directement au feu ni le corps entier, ni la partie congelée (danger de gangrène) ; mais les frictionner énergiquement et longuement avec des tampons de flanelle graduellement chauffés.

Quand le patient aura repris connaissance, boissons chaudes (café ou thé) additionnées de quelques gouttes de rhum (pas de boissons alcooliques pures).

Bandage légèrement compressif (ouate et bande roulée) et position élevée des parties atteintes.

VII. — CONGESTION ET APOPLEXIE CÉRÉBRALES

(Mal de tête, étourdissements ou perte de connaissance, la figure très rouge.)

Le médecin immédiatement !

Coucher le malade dans un lieu frais, la tête haute ; ouvrir les vêtements ; donner de l'air frais ; compresses d'eau très froide sur la tête ; sinapismes sur la poitrine et aux jambes (respecter les varices) ; lavement purgatif (une cuillerée à soupe de gros sel pour un demi-litre d'eau fraîche) ; six sangsues derrière les oreilles, trois de chaque côté (laisser saigner convenablement) ; pas de boissons alcooliques.

VIII. — CONTUSIONS

Lotion et compresse d'eau-de-vie camphrée sur la partie contuse.

La comprimer modérément (ouate par-dessus la compresse et bande roulée).

La mettre au repos et dans une position élevée (exemples : la main sur l'épaule opposée, l'avant-bras sur la poitrine, le poignet plus haut que le coude ; le bras sur un coussin, le coude plus haut que l'épaule ; le pied, la jambe ou la cuisse sur une chaise ou le lit, le pied sur un coussin ou oreiller, plus haut que la hanche).

IX. — CORPS ÉTRANGERS

1° De l'oreille :

Ne pas se servir d'instrument. Injection d'eau tiède.

2° De l'œil :

Éviter de se frotter l'œil ou de regarder un objet brillant ; ne jamais se servir, pour l'extraction, d'un instrument pointu et rigide.

Lavage abondant avec de l'eau pure et fraîche et une compresse de gaze stérilisée, en écartant les paupières.

Si le corps étranger est visible et mobile, essayer de l'extraire doucement, en le touchant à peine, avec l'extrémité souple d'un morceau de papier très propre, plié convenablement (papier buvard) ou d'une plume d'oie. S'il est en fer, fonte, acier, l'attirer à courte distance avec un aimant.

3° Des fosses nasales :

Injection d'eau tiède, poussée dans la narine libre avec une certaine force, mais avec prudence (extrémité de la seringue à l'entrée de la narine, pour ne pas blesser; jet dirigé en arrière, dans la direction de l'oreille, et non en haut ; respirer par la bouche).

4° De la gorge :

En provoquer le rejet par la bouche, en faisant vomir (chatouillement du fond de la gorge avec les barbes d'une plume ou les doigts mêmes du malade).

N'introduire les doigts dans la gorge, pour l'enlever, que s'il est bien visible (mettre un bouchon entre les molaires pour ne pas être mordu).

Le médecin seul en provoquera la descente dans l'estomac, car il est seul juge du danger ou de l'innocuité de sa présence dans les voies digestives (si danger certain, ne rien avaler, pas même la salive, jusqu'à son arrivée).

5° Des voies respiratoires :

Le médecin immédiatement!

Position horizontale sur le ventre, les épaules et la tête plus basses que le reste du corps; frapper dans le dos; faire tousser; provoquer le vomissement par le chatouillement du fond de la gorge.

X. — EMPOISONNEMENTS

Immédiatement, s'enquérir de la nature du poison ; en informer par écrit le médecin et le pharmacien ; demander à ce dernier le contre-poison.

En même temps, donner les premiers soins au malade.

Traitement commun à tous les empoisonnements (sauf quelques particularités signalées ci-dessous).

D'abord faire vomir (sauf pour les poisons acides ou alcalins). Eau chaude en abondance. Chatouillement de la gorge avec le doigt même du malade ou les barbes d'une plume. Au besoin, poudre d'ipéca : $1^{gr},5$, délayée dans un verre d'eau, à boire par quart à cinq minutes d'intervalle.

Ensuite, boissons. Eau albumineuse (un blanc d'œuf battu dans un verre d'eau). Lait (sauf pour le phosphore et la cantharide).

Après, lavement purgatif (une cuillerée à soupe de gros sel dans un demi-litre d'eau chaude). Purgatif (dès que les vomissements sont calmés) : sulfate de soude, 30 grammes dans un verre d'eau, à boire par quart toutes les cinq ou dix minutes.

Pousser aux urines et à la sueur (chaleur, couvertures, boissons chaudes abondantes avec rhum).

Recommandations :

Si faiblesse du pouls, café fort et rhum.

Si faiblesse de la respiration, respiration artificielle. (Voir *Asphyxie par submersion.*)

Particularités du traitement (modifications au traitement commun). Contre-poisons :

1° Acides [acides sulfurique (vitriol), chlorhydrique (esprit de sel), azotique ou nitrique (eau-forte), oxalique, sel d'oseille, etc.]. Pas de vomitif ; immédiatement, comme boisson, eau de Vichy naturelle ou artificielle (5 grammes de bicarbonate de soude [contre-poison] par litre), sauf pour l'acide oxalique et le sel d'oseille ; comme purgatif, hydrate de magnésie [contre-poison], 30 grammes, par cuillerées à café délayées dans un demi-verre d'eau, boire un quart toutes les cinq ou dix minutes ;

2° Acide phénique ou carbolique, phénol. En place de sulfate de soude, sulfate de magnésie et sulfate de soude (contre-poisons et purgatifs), de chaque 15 grammes, pour un litre d'eau chaude, à boire par verres toutes les cinq ou dix minutes ;

3° Alcalins (potasse, soude, chaux, ammoniaque liquide [alcali volatil], eau sédative, etc.) : pas de vomitif ; immédiatement, comme boisson, eau vinaigrée ou additionnée de jus de citron (contre-poisons) ;

4° Aliments toxiques (huîtres, moules, champignons, conserves alimentaires, viandes avariées) : comme boissons, café fort (contre-poison), solution de tannin (contre-poison), 4 grammes pour un litre d'eau chaude, à boire par verres toutes les 5 ou 10 minutes ;

5° Arsenic : en place de sulfate de soude, hydrate de magnésie, 30 grammes (contre-poison et purgatif) ;

6° Cantharide : pas d'huile, ni de lait ;

7° Cuivre, vert-de-gris : en place de sulfate de soude, hydrate de magnésie, 30 grammes (contre-poison et purgatif) ;

8° Eau de Javelle, *idem ;*

9° Mercure, sels mercuriels : *idem ;*

10° Phosphore, allumettes chimiques : pas de corps gras, ni de lait ; comme boisson, essence de térébenthine (contre-poison), 20 grammes, quarante gouttes toutes les demi-heures, dans un demi-verre d'eau additionnée d'une cuillerée à soupe de sirop de gomme et bien agitée ; puis, en place de sulfate de soude, hydrate de magnésie, 30 grammes (contre-poison et purgatif) ;

11° Poisons végétaux (belladone, atropine, digitale, ciguë, opium, laudanum, morphine, tabac, nicotine, etc.) : comme boissons, café fort (contre-poison) légèrement alcoolisé (en lavement, si vomissements ou déglutition impossible) ; décoction d'écorces de chêne (contre-poison) ; solution de tannin (contre-poison). Moyens simultanés : compresses froides sur la tête ; fouettement avec une serviette mouillée froide ; inhalations d'ammoniaque ; sinapismes aux mollets et au creux de l'estomac ;

12° Alcool (ivresse dangereuse).

C'est un empoisonnement.

Comme boisson, café fort. Inhalations d'ammoniaque : toutes les cinq minutes, en faire respirer quelques gouttes dans un mouchoir roulé en cornet ouvert au sommet. — Fouettement avec une compresse mouillée froide.

XI. — ENTORSES (Foulures).

Lotion et compresse d'eau-de-vie camphrée sur la jointure foulée.

La comprimer modérément (ouate par-dessus la compresse et bande roulée). [Précepte : « Ne jamais comprimer fortement une partie, sans comprimer d'abord également les parties situées au-dessous ».] (Fig. 21.)

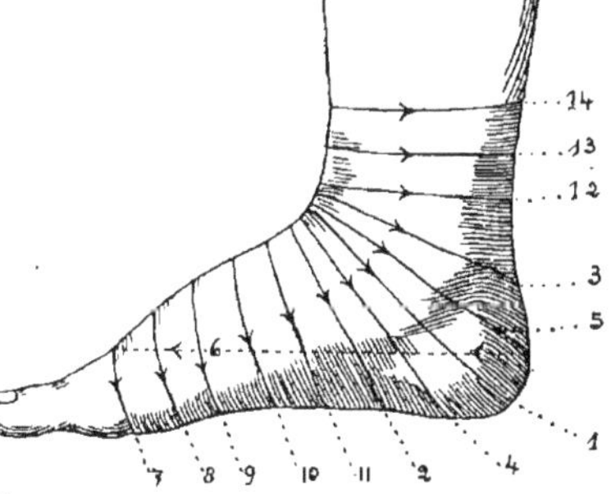

Fig. 21. — Bandage du pied. (Figure théorique indiquant la direction et la succession des tours de bande.)

La mettre au repos et en position élevée.

Se méfier du rebouteur !

XII. — COUPS DE FOUDRE

Couper les vêtements pour ne pas léser les brûlures; frictions générales ; fouettement du visage et de la poitrine avec une serviette mouillée froide.

Tractions rythmées de la langue.

Respiration artificielle.

Dès la reprise de connaissance, boissons excitantes (café, thé, rhum).

(Voir *Asphyxie par submersion.*)

Puis panser les brûlures.

(Voir *Brûlures.*)

XIII. — FRACTURES

Couper les vêtements, s'il le faut, pour mettre à découvert le siège de la fracture.

Si le membre brisé est fortement dévié, le ramener à sa direction normale, doucement, lentement, sans effort, sans insister, tout en exerçant une légère traction sur lui, dans le sens de sa longueur.

Le maintenir immobile, dans cette direction, en appliquant sur deux ou trois ou quatre de ses faces des planchettes étroites ou des bâtons droits, taillés à la longueur du membre et plus ou moins garnis d'étoffes, maintenant le tout par une bande ou plutôt par trois ou quatre liens circulaires, glissés adroitement dessous et modérément serrés (mouchoirs, serviettes) [fig. 22 et 23].

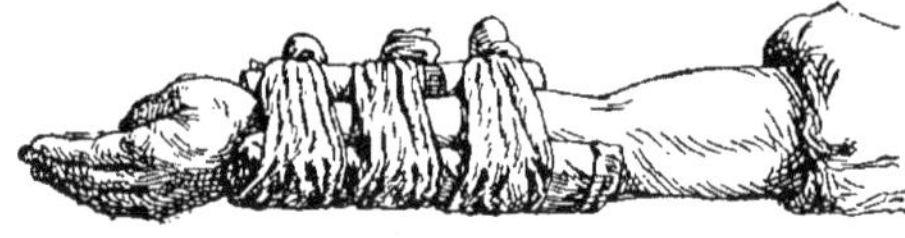

Fig. 22. — Fracture du poignet.

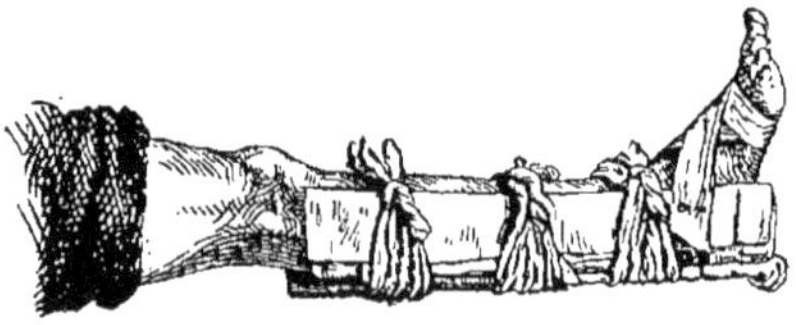

Fig. 23. — Fracture de jambe.

Soutenir le membre (bras dans une grande écharpe [fig. 24]; position couchée pour le membre inférieur).

Fractures compliquées.

(Plaie, livrant passage quelquefois à une extrémité de l'os brisé) :

Avant tout, laver minutieusement l'extrémité osseuse visible et la plaie avec de l'eau phéniquée au centième et une compresse de gaze stérilisée.

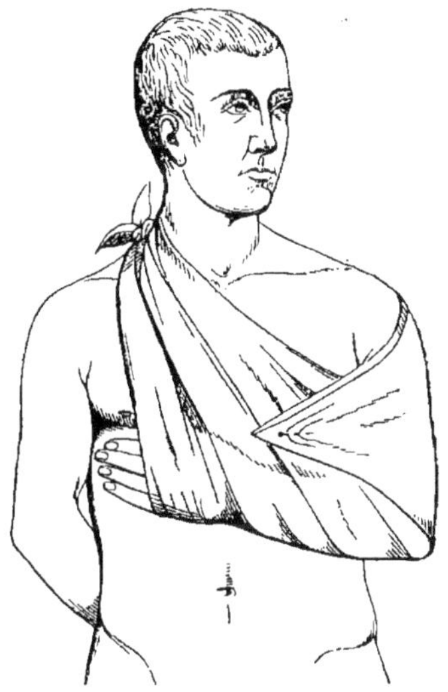

Fig. 24. — Grande écharpe.

Puis, faire rentrer l'os dans les chairs en tirant doucement et lentement sur la partie inférieure du membre, tout en la ramenant à sa direction normale.

Appliquer sur la plaie des compresses de gaze trempées dans l'eau phéniquée et bien exprimées ; recouvrir de taffetas gommé.

Maintenir le membre brisé immobile dans sa direction normale et le soutenir comme dans le cas de fracture ordinaire.

Fixer enfin les compresses de gaze phéniquée et le taffetas gommé par une bande roulée.

Fractures de côtes.

Bandage de corps (serviette pliée en long) serré fortement autour de la poitrine, cousu aux extrémités ou fixé par de fortes épingles de sûreté.

XIV. — HÉMORRHAGIE DES PLAIES

Le médecin immédiatement !

1° Des membres :

A. — De moyenne quantité :

D'abord élever le membre verticalement ; puis mettre la plaie à découvert (enlever ou couper les vêtements) ; alors, pansement compressif rapide (lavage de la plaie à l'eau phéniquée très froide, nombreuses compresses de gaze trempées dans l'eau phéniquée, puis bien exprimées, et bande serrée [eau boriquée pour les doigts et les orteils] voir *Plaies*); repos et position élevée du membre.

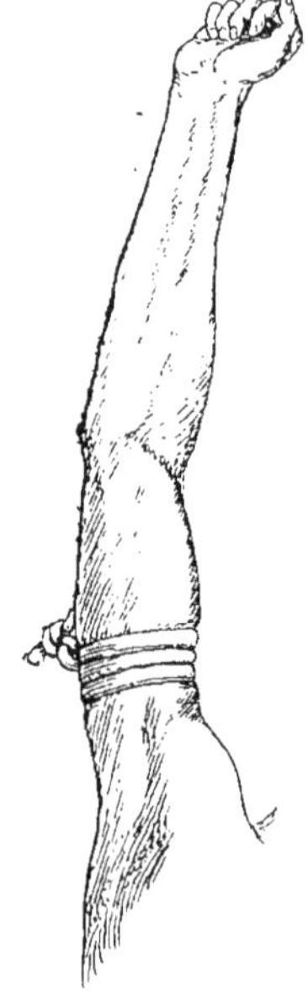

Fig. 25. — Tube hémostatique appliqué sur le bras.

B. — Abondantes (soit en nappe, soit en jet uniforme ou saccadé) :

Avant tout, élever le membre verticalement et, afin d'interrompre le cours du sang, le serrer fortement entre la plaie et le cœur, près de l'aine (pour le membre inférieur) ou de l'aisselle (pour le membre supérieur), si la situation de la plaie est inconnue, par-dessus les vêtements si danger pressant, avec mouchoir, serviette, bande de toile ou de préférence plusieurs tours d'une bande élastique (bretelles élastiques longues) ou d'un tube élastique fort (bande ou tube hémostatique), dont les deux extrémités seront fixées par un nœud (fig. 25 et 26).

Après, si cela est nécessaire, couper les vêtements (enlever les jarretières) pour mettre la plaie à découvert. Alors, pansement compressif rapide ; repos et position élevée du membre.

2° Des autres parties du corps :

Pansement très compressif et très rapide (eau

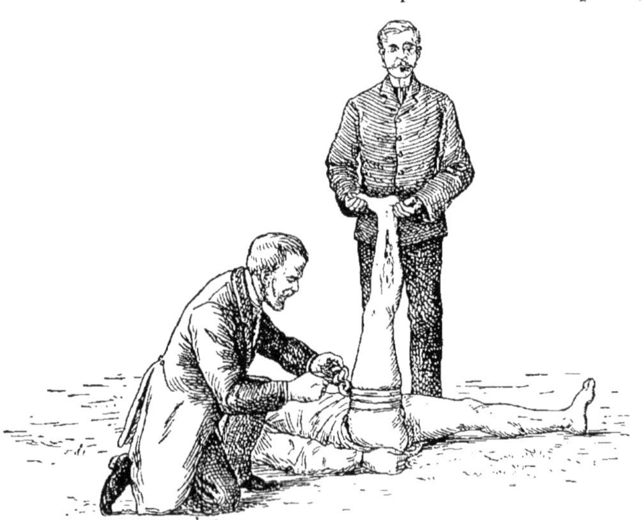

Fig. 26. — Tube hémostatique appliqué sur la cuisse.

boriquée pour la tête) ; position élevée (à moins de syncope). — Si hémorrhagie abondante d'une plaie du cou, immédiatement, avec le pouce entouré d'un linge propre, comprimer fortement la partie d'où vient le sang (bord ou fond), de manière à produire l'arrêt de l'écoulement et jusqu'à l'arrivée du médecin.

Recommandations : Ne pas employer les toiles d'araignée, le perchlorure de fer, etc.

Appeler le médecin immédiatement (ou transporter le blessé à l'hôpital le plus voisin), car la constriction énergique du membre doit durer le moins de temps possible (pas plus d'une heure ou deux), à cause du danger de gangrène.

3° Hémorrhagies du nez :

Desserrer le cou ; position assise, tête haute ; élever brusquement les bras verticalement pendant quelques minutes ; compresses d'eau froide sur le front et la nuque ; aspiration par le nez d'eau glacée ou petit tampon d'ouate dans la narine saignante, la tête étant légèrement inclinée en avant.

XV. — HERNIES ÉTRANGLÉES (ne pouvant plus rentrer).

Le médecin immédiatement !

Coucher le malade, le siège très relevé, les cuisses fléchies sur le ventre ; compresses d'eau très froide sur la hernie ; essais de réduction, avec douceur, par le malade lui-même.

XVI. — INSOLATION (coup de chaleur, coup de soleil).

Rafraîchir rapidement !

Transporter le malade dans un endroit frais (à l'ombre) ; le coucher la tête haute ; enlever ou ouvrir largement ses vêtements.

Frictions générales et respiration artificielle, si les mouvements respiratoires sont paresseux ou suspendus. (Voir *Asphyxie par submersion.*)

Boissons froides abondantes ; compresses d'eau froide sur la tête, la poitrine, le ventre ; éventer le patient ; sinapismes aux jambes.

Moyens préventifs : préserver la tête et le cou (casque colonial, couvre-nuque) ; ouvrir les vêtements ; modérer le travail par chaleur excessive ; boissons froides (eau pure) prises méthodiquement (par gorgées espacées).

XVII. — LUXATION (déboîtement).

Couper les vêtements, s'il le faut, pour mettre à découvert le siège de la luxation.

Ne faire aucune tentative pour remettre en place le membre démis.

Se contenter de le soutenir convenablement (exemples : bras dans une grande écharpe (fig. 24) ; position couchée pour le membre inférieur).

Lotion et compresse d'eau-de-vie camphrée sur la jointure.

XVIII. — PLAIES

D'abord, si hémorrhagie abondante, l'arrêter. (Voir *Hémorrhagies.*)

Ensuite, mettre, s'il y a lieu, la plaie à découvert, en coupant au besoin les vêtements.

La panser :

1° Laver à l'eau phéniquée au centième (on la laisse tomber d'une certaine hauteur) avec une compresse de gaze stérilisée ; pour la tête, les doigts et les orteils, laver à l'eau boriquée et non à l'eau phéniquée ; enlever par le choc seul de l'eau les corps étrangers bien visibles et mobiles ; ne pas toucher autrement ; respecter les caillots sanguins adhérents, les filaments ou lambeaux de chair rattachant les parties séparées ;

2° Rapprocher le mieux possible les bords, soit par l'attitude (exemples : plaie de la paume de la main : fermeture de la main — plaie du cou : flexion du cou) ; soit par une bande (le milieu est posé sur le côté opposé à la plaie et les deux extrémités croisées au-devant d'elle et nouées sur le côté opposé) ; soit par du taffetas d'Angleterre mouillé avec de l'eau phéniquée ou boriquée. Réappliquer, après les avoir lavés, les petits lambeaux incomplètement ou même complètement détachés (doigts, nez, oreilles, face, etc.).

3° Compresse de gaze stérilisée, trempée dans l'eau phéniquée, puis bien exprimée, sur la plaie (dans de l'eau boriquée pour la tête, les doigts et les orteils); par-dessus, taffetas gommé ; puis, bande modérément serrée.

4° Repos et position élevée.

Recommandations : propreté absolue des mains, linges et liquides, qui concourent au pansement. Ne jamais souiller ni irriter la plaie (pas de toiles d'araignée, de vinaigre, de perchlorure de fer, de sparadrap, etc.).

Plaies envenimées (vipères), virulentes (rage, charbon), empoisonnées (poisons) : au plus tôt, serrer fortement le membre entre la plaie et le cœur avec le tube hémostatique, jusqu'à l'arrivée du médecin (pendant une heure ou deux, au plus, à cause du danger de gangrène). [Voir *Hémorrhagies abondantes.*] Puis, faire saigner la plaie (exprimer le sang par des pressions en glissant, de haut en bas et de bas en haut). Enfin, pansement phéniqué ou boriqué. (Voir *Plaies.*) Pour les plaies charbonneuses, pansement à la liqueur de Van Swieten.

XIX. — SYNCOPE

(Arrêt du cœur ; perte de connaissance, la figure très pâle.)

Coucher le malade, la tête très basse ; donner de l'air ; ouvrir les vêtements ; faire respirer du vinaigre, quelques gouttes d'ammoniaque, des sels volatils, de l'eau de Cologne, de l'éther ; fouetter le visage avec un linge mouillé d'eau froide ; frictionner les tempes, le front, avec vinaigre, eau de Cologne ; boissons excitantes (café, thé, rhum, vin).

Si vomissements, tourner la tête de côté.

Si la respiration ne revient pas, pratiquer les tractions rythmées de la langue ou la respiration artificielle.

(Voir *Asphyxie par submersion.*)

XX. — TRANSPORT DES MALADES OU BLESSÉS

1° Moyens de transport :

a) En position horizontale : brancard, porte, persienne, échelle. hamac, deux longs bâtons solides reliés par des bâtons transversaux, etc. Ces objets sont recouverts d'un matelas, de paille ou de foin, etc.

b) En position assise : chaises, fauteuil, portés par le dossier et les pieds de devant ou reposant sur deux traverses clouées.

c) Transport à bras d'homme (pour courtes distances) :

En position horizontale : un porteur, placé en arrière du malade, embrasse la poitrine sous les bras ; un second, placé en

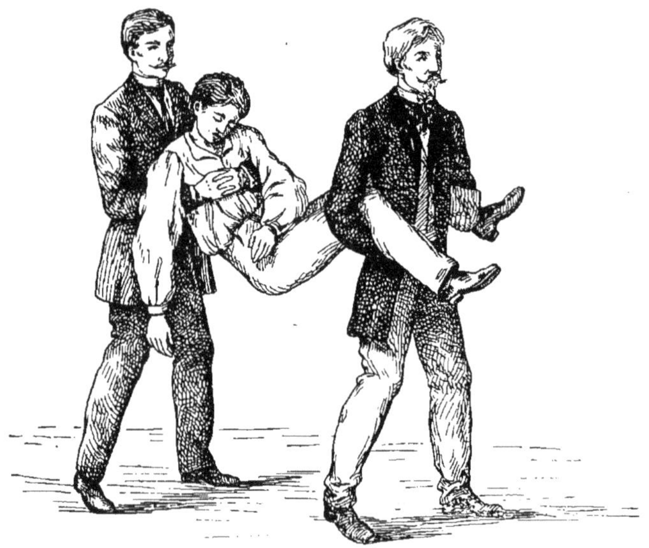

Fig. 27. — Transport à bras en position horizontale.

avant entre les jambes, les soutient (fig. 27). — En position assise : ou l'on forme un siège avec quatre mains serrées aux poignets (fig. 28), les bras des malades autour du cou des porteurs ; on le soutient sous les cuisses et derrière le dos (fig. 29).

2° Transport à distance :

Deux porteurs, placés de chaque côté du malade ou blessé, passent leurs bras sous ses épaules et ses cuisses, en se donnant la main, l'enlèvent et le déposent sur le moyen de transport (toujours horizontal, si fractures, luxations, entorses), d'un seul coup, mais doucement et sans secousse ; un troisième, le plus habile, soutient, au-dessus et au-dessous de la blessure, le membre blessé, qui sera soulevé le premier et déposé le dernier. Mettre de chaque côté de lui des coussins, oreillers, rouleaux de vêtements, etc., formant gouttière. — Marcher lentement, régulièrement, sans secousses, jamais au pas. — Dans

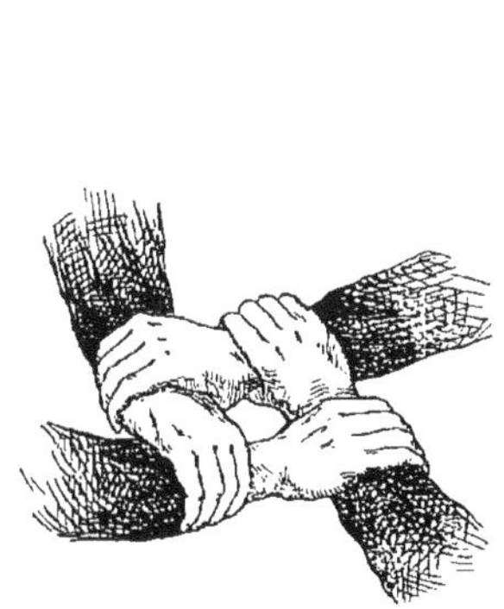

Fig. 28.
Siège formé de mains.

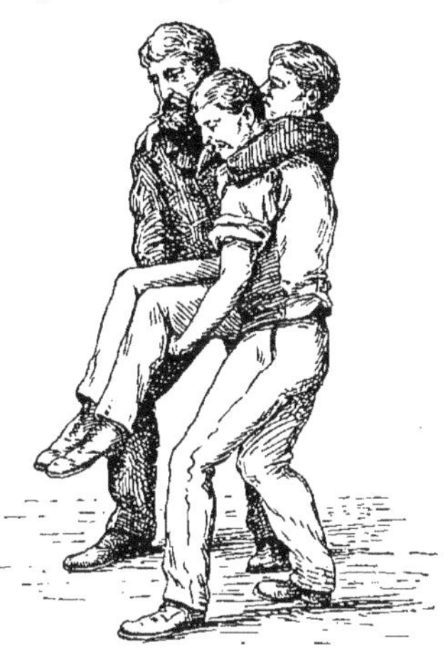

Fig. 29.
Transport à bras en position assise.

un escalier ou sur une pente, mettre la tête en haut ; mais, dans le cas de fracture, luxation, entorse des membres inférieurs, pour éviter que le poids du corps ne porte sur la partie blessée, mettre la tête en bas, tout en la relevant le plus possible et empêchant le patient de glisser.

XXI. — BOITE DE SECOURS POUR ATELIERS

Serviettes longues, mouchoirs, compresses de toile et de flanelle, bandes roulées de largeur et de longueur variées, ouate ordinaire, ouate hydrophile, gaze stérilisée, taffetas gommé, taffetas d'Angleterre, ficelle à fouet, fil fort, aiguilles, épingles, épingles de sûreté, ciseaux, aimant, plumes d'oie, bouchons de liège.

Eau phéniquée au centième (10 grammes d'acide phénique pour un litre d'eau bouillie).

Eau boriquée (40 grammes d'acide borique pour un litre d'eau chaude bouillie).

Solution d'acide picrique au centième (10 grammes d'acide picrique pour un litre d'eau tiède bouillie).

Liqueur de Van Swieten : 250 grammes.

Eau-de-vie camphrée : 500 grammes.

Tube hémostatique (tube en caoutchouc, fort, de deux centimètres et demi de diamètre et deux mètres de long).

Planches minces et longues pour attelles.

Vinaigre fort, 250 grammes ; eau de Cologne, 250 grammes ; ammoniaque liquide, 100 grammes ; quatre paquets d'ipéca de $1^{gr},50$; sulfate de soude, 50 grammes ; cristaux de soude, 250 grammes ; bicarbonate de soude, 50 grammes ; hydrate de magnésie, 50 grammes ; sinapismes Rigollot.

Brancard fait de deux longues tiges solides, reliées fortement par des barres transversales, le tout recouvert de toile forte.

LIVRE V

LÉGISLATION ET RÉGLEMENTATION RELATIVES A L'HYGIÈNE ET A LA SÉCURITÉ DANS LES ÉTABLISSEMENTS INDUSTRIELS

Loi du 12 juin 1893 concernant l'hygiène et la sécurité des travailleurs dans les établissements industriels.

Art. 1er. — Sont soumis aux dispositions de la présente loi les manufactures, fabriques, usines, chantiers, ateliers de tout genre et leurs dépendances.

Sont seuls exceptés les établissements où ne sont employés que les membres de la famille sous l'autorité soit du père, soit de la mère, soit du tuteur.

Néanmoins, si le travail s'y fait à l'aide de chaudière à vapeur ou de moteur mécanique, ou si l'industrie exercée est classée au nombre des établissements dangereux ou insalubres, l'inspecteur aura le droit de prescrire les mesures de sécurité et de salubrité à prendre conformément aux dispositions de la présente loi.

Art. 2. — Les établissements visés à l'article 1er doivent être tenus dans un état constant de propreté et présenter les conditions d'hygiène et de salubrité nécessaires à la santé du personnel.

Ils doivent être aménagés de manière à garantir la sécurité des travailleurs. Dans tout établissement fonctionnant par des appareils mécaniques, les roues, les courroies, les engrenages ou tout autre organe pouvant offrir une cause de danger seront séparés des ouvriers, de telle manière que l'approche n'en soit possible que pour les besoins du service. Les puits, trappes et ouvertures doivent être clôturés.

Les machines, mécanismes, appareils de transmission, outils

et engins doivent être installés et tenus dans les meilleures conditions possibles de sécurité.

Les dispositions qui précèdent sont applicables aux théâtres, cirques, magasins et autres établissements similaires où il est fait emploi d'appareils mécaniques.

Art. 3. — Des règlements d'administration publique, rendus après avis du comité consultatif des arts et manufactures, détermineront :

1° Dans les trois mois de la promulgation de la présente loi, les mesures générales de protection et de salubrité applicables à tous les établissements assujettis, notamment en ce qui concerne l'éclairage, l'aération ou la ventilation, les eaux potables, les fosses d'aisances, l'évacuation des poussières et vapeurs, les précautions à prendre contre les incendies, etc. ;

2° Au fur et à mesure des nécessités constatées, les prescriptions particulières relatives soit à certaines industries, soit à certains modes de travail.

Le Comité consultatif d'hygiène publique de France sera appelé à donner son avis en ce qui concerne les règlements généraux prévus au paragraphe 2 du présent article.

Art. 4. — Les inspecteurs du travail sont chargés d'assurer l'exécution de la présente loi et des règlements qui y sont prévus ; ils ont entrée dans les établissements spécifiés à l'article 1er et au dernier paragraphe de l'article 2, à l'effet de procéder à la surveillance et aux enquêtes dont ils sont chargés.

Art. 5. — Les contraventions sont constatées par les procès-verbaux des inspecteurs qui font foi jusqu'à preuve contraire.

Les procès-verbaux sont dressés en double exemplaire, dont l'un est envoyé au préfet du département et l'autre envoyé au parquet.

Les dispositions ci-dessus ne dérogent point aux règles du droit commun quant à la constatation et à la poursuite des infractions commises à la présente loi.

Art. 6. — Toutefois, en ce qui concerne l'application des règlements d'administration publique prévus par l'article 3 ci-dessus, les inspecteurs, avant de dresser procès-verbal, mettront les chefs d'industrie en demeure de se conformer aux prescriptions dudit règlement.

Cette mise en demeure sera faite par écrit sur le registre de l'usine ; elle sera datée et signée, indiquera les contraventions relevées et fixera un délai à l'expiration duquel ces contraventions devront avoir disparu. Ce délai ne sera jamais inférieur à un mois.

Dans les quinze jours qui suivent cette mise en demeure, le chef d'industrie adresse, s'il le juge convenable, une réclamation au ministre du commerce et de l'industrie. Ce dernier peut, lorsque l'obéissance à la mise en demeure nécessite des transformations importantes portant sur le gros œuvre de l'usine, après avis conforme du comité des arts et manufactures, accorder à l'industriel un délai dont la durée, dans tous les cas, ne dépassera jamais dix-huit mois.

Notification de la décision est faite à l'industriel dans la forme administrative ; avis en est donné à l'inspecteur.

Art. 7. — Les chefs d'industrie, directeurs, gérants ou préposés, qui auront contrevenu aux dispositions de la présente loi et des règlements d'administration publique relatifs à son exécution seront poursuivis devant le tribunal de simple police et punis d'une amende de 5 à 15 fr. L'amende sera appliquée autant de fois qu'il y aura de contraventions distinctes constatées par le procès-verbal, sans toutefois que le chiffre total des amendes puisse excéder 200 fr.

Le jugement fixera, en outre, le délai dans lequel seront exécutés les travaux de sécurité et de salubrité imposés par la loi.

Les chefs d'industrie sont civilement responsables des condamnations prononcées contre leurs directeurs, gérants ou préposés.

Art. 8. — Si, après une condamnation prononcée en vertu de l'article précédent, les mesures de sécurité ou de salubrité imposées par la présente loi ou par les règlements d'administration publique n'ont pas été exécutées dans le délai fixé par le jugement qui a prononcé la condamnation, l'affaire est, sur un nouveau procès-verbal, portée devant le tribunal correctionnel qui peut, après une nouvelle mise en demeure restée sans résultat, ordonner la fermeture de l'établissement.

Le jugement sera susceptible d'appel ; la cour statuera d'urgence.

Art. 9. — En cas de récidive, le contrevenant sera poursuivi devant le tribunal correctionnel et puni d'une amende de 50 à 500 fr., sans que la totalité des amendes puisse excéder 2,000 fr.

Il y a récidive lorsque le contrevenant a été frappé, dans les douze mois qui ont précédé le fait qui est l'objet de la poursuite, d'une première condamnation pour infraction à la présente loi ou aux règlements d'administration publique relatifs à son exécution.

Art. 10. — Les inspecteurs devront fournir, chaque année, des rapports circonstanciés sur l'application de la présente loi dans toute l'étendue de leurs circonscriptions. Ces rapports mentionneront les accidents dont les ouvriers auront été victimes et leurs causes. Ils contiendront les propositions relatives aux prescriptions nouvelles qui seraient de nature à mieux assurer la sécurité du travail.

Un rapport d'ensemble, résumant ces communications, sera publié tous les ans par les soins du ministre du commerce et de l'industrie.

Art. 11. — Tout accident ayant causé une blessure à un ou plusieurs ouvriers, survenu dans un des établissements mentionnés à l'article 1er et au dernier paragraphe de l'article 2, sera l'objet d'une déclaration par le chef de l'entreprise ou, à son défaut et en son absence, par le préposé.

Cette déclaration contiendra le nom et l'adresse des témoins de l'accident ; elle sera faite dans les quarante-huit heures au maire de la commune, qui en dressera procès-verbal dans la forme à déterminer par un règlement d'administration publique. A cette déclaration sera joint, produit par le patron, un certificat du médecin indiquant l'état du blessé, les suites probables de l'accident et l'époque à laquelle il sera possible d'en connaître le résultat définitif.

Récépissé de la déclaration et du certificat médical sera remis, séance tenante, au déposant. Avis de l'accident est donné immédiatement par le maire à l'inspecteur divisionnaire ou départemental.

Art. 12. — Seront punis d'une amende de 100 à 500 fr. et, en cas de récidive, de 500 à 1,000 fr., tous ceux qui auront mis obstacle à l'accomplissement des devoirs d'un inspecteur.

Les dispositions du Code pénal qui prévoient et répriment les actes de résistance, les outrages et les violences contre les officiers de la police judiciaire sont, en outre, applicables à ceux qui se rendront coupables de faits de même nature à l'égard des inspecteurs.

Art. 13. — Il n'est rien innové quant à la surveillance des appareils à vapeur.

Art. 14. — L'article 463 du Code pénal est applicable aux condamnations prononcées en vertu de la présente loi.

Art. 15. — Sont et demeurent abrogées toutes les dispositions des lois et règlements contraires à la présente loi.

La présente loi, délibérée et adoptée par le Sénat et par la Chambre des députés, sera exécutée comme loi de l'État.

Décret du 10 mars 1894.

Le Président de la République française,

Sur le rapport du ministre du commerce, de l'industrie et des colonies,

Vu l'article 3 de la loi du 12 juin 1893, ainsi conçu :

« Des règlements d'administration publique, rendus après avis du Comité consultatif des arts et manufactures, détermineront :

« 1° Dans les trois mois de la promulgation de la présente loi, les mesures générales de protection et de salubrité applicables à tous les établissements assujettis, notamment en ce qui concerne l'éclairage, l'aération ou la ventilation, les eaux potables, les fosses d'aisances, l'évacuation des poussières et vapeurs, les précautions à prendre contre l'incendie, etc. ;

« 2° Au fur et à mesure des nécessités constatées, les prescriptions particulières relatives soit à certaines industries, soit à certains modes de travail.

« Le Comité consultatif d'hygiène publique de France sera appelé à donner son avis en ce qui concerne les règlements généraux prévus au paragraphe 2 du présent article » ;

Vu l'avis du Comité consultatif d'hygiène publique de France ;

Vu l'avis du Comité consultatif des arts et manufactures ;

Le Conseil d'État entendu,

Décrète :

Art. 1er. — Les emplacements affectés au travail dans les manufactures, fabriques, usines, chantiers, ateliers de tous genres et leurs dépendances seront tenus en état constant de propreté. Le sol sera nettoyé à fond au moins une fois par jour avant l'ouverture ou après la clôture du travail, mais jamais pendant le travail. Ce nettoyage sera fait soit par un lavage, soit à l'aide de brosses ou de linges humides, si les conditions de l'industrie ou la nature du revêtement du sol s'opposent au lavage. Les murs et les plafonds seront l'objet de fréquents nettoyages; les enduits seront refaits toutes les fois qu'il sera nécessaire.

Art. 2. — Dans les locaux où l'on travaille des matières organiques altérables, le sol sera rendu imperméable et toujours bien nivelé, les murs seront recouverts d'un enduit permettant un lavage efficace.

En outre, le sol et les murs seront lavés aussi souvent qu'il sera nécessaire avec une solution désinfectante. Un lessivage à fond avec la même solution sera fait au moins une fois par an.

Les résidus putrescibles ne devront jamais séjourner dans les locaux affectés au travail et seront enlevés au fur et à mesure.

Art. 3. — L'atmosphère des ateliers et de tous les autres locaux affectés au travail sera tenue constamment à l'abri de toute émanation provenant d'égouts, fossés, puisards, fosses d'aisances ou de toute autre source d'infection.

Dans les établissements qui déverseront les eaux résiduaires ou de lavage dans un égout public ou privé, toute communication entre l'égout et l'établissement sera munie d'un intercepteur hydraulique fréquemment nettoyé et abondamment lavé au moins une fois par jour.

Les travaux dans les puits, conduites de gaz, canaux de fumée, fosses d'aisances, cuves ou appareils quelconques pouvant contenir des gaz délétères, ne seront entrepris qu'après que l'atmosphère aura été assainie par une ventilation efficace. Les ouvriers appelés à travailler dans ces conditions seront attachés par une ceinture de sûreté.

Art. 4. — Les cabinets d'aisances ne devront pas communiquer directement avec les locaux fermés où seront employés des ouvriers. Ils seront éclairés, abondamment pourvus d'eau, munis de cuvettes avec inflexion siphoïde du tuyau de chute. Le sol, les parois seront en matériaux imperméables, les peintures seront d'un ton clair.

Il y aura au moins un cabinet pour cinquante personnes et des urinoirs en nombre suffisant.

Aucun puits absorbant, aucune disposition analogue ne pourra être établie qu'avec l'autorisation de l'administration supérieure et dans les conditions qu'elle aura prescrites.

Art. 5. — Les locaux fermés affectés au travail ne seront jamais encombrés ; le cube d'air par ouvrier ne pourra être inférieur à 6 mètres cubes.

Ils seront largement aérés. Ces locaux, leurs dépendances, et notamment les passages et escaliers, seront convenablement éclairés.

Art. 6. — Les poussières, ainsi que les gaz incommodes, insalubres ou toxiques, seront évacués directement au dehors de l'atelier au fur et à mesure de leur production.

Pour les buées, vapeurs, gaz, poussières légères, il sera installé des hottes avec cheminées d'appel ou tout autre appareil d'élimination efficace.

Pour les poussières déterminées par les meules, les batteurs, les broyeurs et tous autres appareils mécaniques, il sera installé, autour des appareils, des tambours en communication avec une ventilation aspirante énergique.

Pour les gaz lourds, tels que vapeurs de mercure, de sulfure de carbone, la ventilation aura lieu *per descensum :* les tables ou appareils de travail seront mis en communication directe avec le ventilateur.

La pulvérisation des matières irritantes ou toxiques ou autres opérations, telles que le tamisage et l'embarillage de ces matières, se feront mécaniquement en appareils clos.

L'air des ateliers sera renouvelé de façon à rester dans l'état de pureté nécessaire à la santé des ouvriers.

Art. 7. — Pour les industries désignées par arrêté ministériel, après avis du Comité consultatif des arts et manufactures, les vapeurs, les gaz incommodes et insalubres et les poussières seront condensés ou détruits.

Art. 8. — Les ouvriers ne devront point prendre leurs repas dans les ateliers ni dans aucun endroit affecté au travail.

Les patrons mettront à la disposition de leur personnel les moyens d'assurer la propreté individuelle, vestiaires avec lavabos, ainsi que l'eau de bonne qualité pour la boisson.

Art. 9. — Pendant les interruptions de travail pour les repas, les ateliers seront évacués et l'air en sera entièrement renouvelé.

Art. 10. — Les moteurs à vapeur, à gaz, les moteurs électriques, les roues hydrauliques, les turbines, ne seront accessibles qu'aux ouvriers affectés à leur surveillance. Ils seront isolés par des cloisons ou barrières de protection.

Les passages entre les machines, mécanismes, outils mus par ces moteurs, auront une largeur d'au moins 80 centimètres : le sol des intervalles sera nivelé.

Les escaliers seront solides et munis de fortes rampes.

Les puits, trappes, cuves, bassins, réservoirs de liquides corrosifs ou chauds, seront pourvus de solides barrières ou garde-corps.

Les échafaudages seront munis, sur toutes leurs faces, de garde-corps de 90 centimètres de haut.

Art. 11. — Les monte-charges, ascenseurs, élévateurs, seront guidés et disposés de manière que la voie de la cage du monte-charge et des contre-poids soit fermée ; que la fermeture du puits à l'entrée des divers étages ou galeries s'effectue automatiquement ; que rien ne puisse tomber du monte-charges dans le puits.

Pour les monte-charges destinés à transporter le personnel, la charge devra être calculée au tiers de la charge admise pour le transport des marchandises, et les monte-charges seront pourvus de freins, chapeaux, parachutes, ou autres appareils préservateurs.

Art. 12. — Toutes les pièces saillantes mobiles et autres parties dangereuses des machines, et notamment les bielles, roues, volants, les courroies et câbles, les engrenages, les cylindres et cônes de friction, ou tous autres organes de transmission qui seraient reconnus dangereux, seront munis de dispositifs protecteurs, tels que gaines et chéneaux de bois ou de fer, tambours pour les courroies et les bielles, ou de couvre-engrenage, garde-mains, grillages.

Les machines-outils à instruments tranchants, tournant à grande vitesse, telles que machines à scier, fraiser, raboter, découper, hacher, les cisailles, coupe-chiffons et autres engins semblables, seront disposées, de telle sorte que les ouvriers ne puissent, de leur poste de travail, toucher involontairement les instruments tranchants.

Sauf le cas d'arrêt du moteur, le maniement des courroies sera toujours fait par le moyen de systèmes, tels que monte-courroie, porte-courroie, évitant l'emploi direct de la main.

On devra prendre autant que possible des dispositions telles qu'aucun ouvrier ne soit habituellement occupé à un travail quelconque dans le plan de rotation ou aux abords immédiats d'un volant, d'une meule ou de tout autre engin pesant et tournant à grande vitesse.

Art. 13. — La mise en train et l'arrêt des machines devront être toujours précédés d'un signal convenu.

Art. 14. — L'appareil d'arrêt des machines motrices sera toujours placé sous la main des conducteurs qui dirigent ces machines.

Les contremaîtres ou chefs d'ateliers, les conducteurs de machines-outils, métiers, etc., auront à leur portée le moyen de demander l'arrêt des moteurs.

Art. 15. — Des dispositifs de sûreté devront être installés dans la mesure du possible pour le nettoyage et le graissage des transmissions ou mécanismes en marche.

En cas de réparation d'un organe mécanique quelconque, son arrêt devra être assuré par un calage convenable de l'embrayage ou du volant : il en sera de même pour les opérations de nettoyage qui exigent l'arrêt des organes mécaniques.

Art. 16. — Les sorties des ateliers sur les cours, vestibules, escaliers et autres dépendances intérieures de l'usine doivent être munies de portes s'ouvrant de dedans en dehors. Ces sorties seront assez nombreuses pour permettre l'évacuation rapide de l'atelier ; elles seront toujours libres et ne devront jamais être encombrées de marchandises, de matières en dépôt, ni d'objets quelconques.

Le nombre des escaliers sera calculé de manière que l'évacuation de tous les étages d'un corps de bâtiment contenant des ateliers puisse se faire immédiatement.

Dans les ateliers occupant plusieurs étages, la construction d'un escalier extérieur incombustible pourra, si la sécurité l'exige, être prescrite par une décision du ministre du commerce, après avis du Comité des arts et manufactures.

Les récipients pour l'huile ou le pétrole servant à l'éclairage seront placés dans des locaux séparés et jamais au voisinage des escaliers.

Art. 17. — Les machines dynamos devront être isolées électriquement.

Elles ne seront jamais placées dans un atelier où des corps explosifs, des gaz détonants ou des poussières inflammables se se manient ou se produisent.

Les conducteurs électriques placés en plein air pourront rester nus ; dans ce cas, ils devront être portés par des isolateurs de porcelaine ou de verre ; ils seront écartés des masses métalliques, telles que gouttières, tuyaux de descente, etc.

A l'intérieur des ateliers, les conducteurs nus destinés à des prises de courant sur leurs parcours seront écartés des murs, hors de la portée de la main, et convenablement isolés.

Les autres conducteurs seront protégés par des enveloppes isolantes.

Toutes précautions seront prises pour éviter l'échauffement des conducteurs à l'aide de coupe-circuits et autres dispositifs analogues.

Art. 18. — Les ouvriers et ouvrières qui ont à se tenir près des machines doivent porter des vêtements ajustés et non flottants.

Art. 19. — Les délais d'exécution des travaux de transformation qu'implique le présent règlement sont fixés : à trois mois à compter de sa promulgation, pour les articles 2, § 1 ; 3, § 2 ; 4, §§ 1 et 2 ; 6, §§ 1, 2, 3, 4 et 5 ; 8, § 2 ; 11 ; 12, §§ 1, 2 et 3 ; 14, § 2 ; 15, § 1 ; 16, §§ 1 et 2 ; 17, et un an pour les articles 5, § 1, et 10, § 2.

Art. 20. — Le ministre du commerce, de l'industrie et des colonies est chargé de l'exécution du présent décret, qui sera inséré au *Bulletin des lois* et publié au *Journal officiel* de la République française.

Décret du 29 juin 1895 réglementant le travail dans les fabriques de vert de Schweinfurt.

Le Président de la République française,

Sur le rapport du ministre du commerce, de l'industrie, des postes et des télégraph s,

Vu l'article 3 de la loi du 12 juin 1893 ainsi conçu :

« Des règlements d'administration publique, rendus après avis du Comité consultatif des arts et manufactures, détermineront :

« 1° Dans les trois mois de la promulgation de la présente loi, les mesures générales de protection et de salubrité applicables à tous les établissements assujettis, notamment en ce qui concerne l'éclairage, l'aération ou la ventilation, les eaux potables, les fosses d'aisances, l'évacuation des poussières et vapeurs, les précautions à prendre contre les incendies, etc. ;

« Au fur et à mesure des nécessités constatées, les prescriptions particulières relatives soit à certaines industries, soit à certains modes de travail ;

« Le Comité consultatif d'hygiène publique de France sera appelé à donner son avis en ce qui concerne les règlements généraux prévus au paragraphe 2 du présent article » ;

Vu le décret du 10 mars 1894 sur l'hygiène et la sécurité des ateliers ;

Vu l'avis du Comité consultatif d'hygiène publique de France ;

Vu l'avis du Comité consultatif des arts et manufactures ;

Le Conseil d'État entendu,

Décrète :

Art. 1er. — Dans les établissements où l'on fabrique l'acéto-arsénite de cuivre, dit *Vert de Schweinfurt,* les chefs d'industrie, directeurs ou gérants sont tenus, indépendamment des mesures générales prescrites par le décret du 10 mars 1894, de prendre les mesures particulières de protection et de salubrité énoncées aux articles suivants.

Art. 2. — Le sol et les murs des ateliers dans lesquels on fait la dissolution des produits employés, la précipitation et le filtrage du vert seront fréquemment lavés et maintenus en état constant d'humidité. La même prescription sera appliquée aux parois extérieures des cuves et autres vases servant à celles de ces opérations qui se font à une température inférieure à l'ébullition.

Art. 3. — Les appareils dans lesquels les liqueurs sont portées à l'ébullition seront ou bien clos, ou au moins surmontés d'une hotte communiquant avec l'extérieur.

Art. 4. — Le séchage du vert doit être pratiqué dans une étuve hermétiquement close, sauf le tuyau d'aération, et dans laquelle les ouvriers n'auront accès qu'après son refroidissement.

Art. 5. — Les chefs d'industrie, directeurs ou gérants seront tenus de mettre à la disposition des ouvriers employés aux diverses opérations des masques, éponges mouillées ou autres moyens de protection efficaces des voies respiratoires; ils devront leur donner des gants de travail en toile pour protéger leurs mains. Les gants, éponges, masques, seront fréquemment lavés.

Ils doivent fournir, en outre, de la poudre de talc ou de fécule pour que les ouvriers s'en couvrent les mains ainsi que les autres parties du corps particulièrement aptes à l'absorption des poussières.

Art. 6. — Les chefs d'industrie, directeurs ou gérants doivent fournir aux ouvriers des vêtements consacrés exclusivement au travail et susceptibles d'être serrés au col, aux poignets et aux chevilles. Ils assureront le lavage fréquent de ces vêtements.

Art. 7. — Les chefs d'industrie, directeurs ou gérants sont tenus d'afficher le texte du présent décret dans un endroit apparent de leurs ateliers.

Art. 8. — Le ministre du commerce, de l'industrie, des postes et des télégraphes est chargé de l'exécution du présent décret, qui sera inséré au *Bulletin des lois* et publié au *Journal officiel* de la République française.

Extrait de la loi du 2 novembre 1892 sur le travail des enfants, des filles mineures et des femmes dans les établissements industriels.

Art. 1er. — Le travail des enfants, des filles mineures et des femmes dans les usines, manufactures, mines, minières et carrières, chantiers, ateliers et leurs dépendances, de quelque nature que ce soit, publics ou privés, laïques et religieux, même lorsque ces établissements ont un caractère d'enseignement professionnel ou de bienfaisance, est soumis aux obligations déterminées par la présente loi.

Toutes les dispositions de la présente loi s'appliquent aux étrangers travaillant dans les établissements ci-dessus désignés.

Sont exceptés les travaux effectués dans les établissements où ne sont employés que les membres de la famille sous l'autorité soit du père, soit de la mère, soit du tuteur.

Néanmoins, si le travail s'y fait à l'aide de chaudière à vapeur ou de moteur mécanique, ou si l'industrie exercée est classée au nombre des établissements dangereux ou insalubres, l'inspecteur aura le droit de prescrire les mesures de sécurité et de salubrité à prendre, conformément aux articles 12, 13 et 14.

. . . .

Art. 12. — Les différents genres de travail présentant des causes de danger, ou excédant les forces, ou dangereux pour la moralité, qui seront interdits aux femmes, filles et enfants, seront déterminés par des règlements d'administration publique.

Art. 13. — Les femmes, filles et enfants ne peuvent être employés dans des établissements insalubres ou dangereux, où l'ouvrier est exposé à des manipulations ou à des émanations préjudiciables à sa santé, que sous les conditions spéciales déterminées par des règlements d'administration publique pour chacune de ces catégories de travailleurs.

Art. 14. — Les établissements visés dans l'article premier et leurs dépendances doivent être tenus dans un état constant de propreté, convenablement éclairés et ventilés. Ils doivent présenter toutes les conditions de sécurité et de salubrité nécessaires à la santé du personnel.

Dans tout établissement contenant des appareils mécaniques, les roues, les courroies, les engrenages ou tout autre organe pouvant offrir une cause de danger seront séparés des ouvriers de telle manière que l'approche n'en soit possible que pour les besoins du service.

Les puits, trappes et ouvertures de descente doivent être clôturés.

Art. 15. — Tout accident ayant occasionné une blessure à un ou plusieurs ouvriers, survenu dans un des établissements mentionnés à l'article premier, sera l'objet d'une déclaration par le chef de l'entreprise ou, à son défaut ou en son absence, par son préposé.

Cette déclaration contiendra le nom et l'adresse des témoins de l'accident : elle sera faite dans les quarante-huit heures au maire de la commune, qui en dressera procès-verbal dans la forme à déterminer par un règlement d'administration publique. A cette déclaration sera joint, produit par le patron, un certificat de médecin indiquant l'état du blessé, les suites probables de l'accident et l'époque à laquelle il sera possible d'en connaître le résultat définitif.

Récépissé de la déclaration et du certificat médical sera remis, séance tenante, au déposant.

Avis de l'accident est donné immédiatement par le maire à l'inspecteur divisionnaire ou départemental.

Art. 16. — Les patrons ou chefs d'établissement doivent, en outre, veiller au maintien des bonnes mœurs et à l'observation de la décence publique.

. . . .

Art. 26. — Les manufacturiers, directeurs ou gérants d'établissements visés dans la présente loi, qui auront contrevenu aux prescriptions de ladite loi et des règlements d'administration publique relatifs à son exécution, seront poursuivis devant le tribunal de simple police et passibles d'une amende de 5 à 15 fr.

L'amende sera appliquée autant de fois qu'il y aura de personnes employées dans des conditions contraires à la présente loi.

Toutefois, la peine ne sera pas applicable si l'infraction à la loi a été le résultat d'une erreur provenant de la production d'actes de naissance, livrets ou certificats contenant de fausses énonciations ou délivrés pour une autre personne.

Les chefs d'industrie seront civilement responsables des condamnations prononcées contre leurs directeurs ou gérants.

Art. 27. — En cas de récidive, le contrevenant sera poursuivi devant le tribunal correctionnel et puni d'une amende de 16 à 100 fr.

Il y a récidive lorsque, dans les douze mois antérieurs au fait poursuivi, le contrevenant a déjà subi une condamnation pour une contravention identique.

En cas de pluralité de contraventions entraînant ces peines de la récidive, l'amende sera appliquée autant de fois qu'il aura été relevé de nouvelles contraventions.

Les tribunaux correctionnels pourront appliquer les dispositions de l'article 463 du Code pénal sur les circonstances atténuantes, sans qu'en aucun cas l'amende, pour chaque contravention, puisse être inférieure à 5 fr.

Art. 28. — L'affichage du jugement peut, suivant les circonstances et en cas de récidive seulement, être ordonné par le tribunal de police correctionnelle.

Le tribunal peut également ordonner, dans le même cas, l'insertion du jugement, aux frais du contrevenant, dans un ou plusieurs journaux du département.

Art. 29. — Est puni d'une amende de 100 à 500 fr. quiconque aura mis obstacle à l'accomplissement des devoirs d'un inspecteur.

En cas de récidive, l'amende sera portée de 500 à 1,000 fr.

L'article 463 du Code pénal est applicable aux condamnations prononcées en vertu de cet article.

Décret du 13 mai 1893.

Le Président de la République française,

Sur le rapport du ministre du commerce, de l'industrie et des colonies,

Vu l'article 12 de la loi du 2 novembre 1892, ainsi conçu :

« Les différents genres de travail présentant des causes de danger, ou excédant les forces, ou dangereux pour la moralité, qui seront interdits aux femmes, filles et enfants, seront déterminés par des règlements d'administration publique » ;

Vu l'article 13 de ladite loi, ainsi conçu :

« Les femmes, filles et enfants ne peuvent être employés dans des établissements insalubres ou dangereux, où l'ouvrier est exposé à des manipulations ou à des émanations préjudiciables à sa santé, que sous les conditions spéciales déterminées par des règlements d'administration publique pour chacune de ces catégories de travailleurs » ;

Vu l'avis du Comité consultatif des arts et manufactures ;

Vu l'avis de la commission supérieure instituée par l'article 22 de la loi précitée ;

Le Conseil d'État entendu,

Décrète :

Art. 1er. — Il est interdit d'employer les enfants au-dessous de dix-huit ans, les filles mineures et les femmes au graissage, au nettoyage, à la visite ou à la réparation des machines ou mécanismes en marche.

Art. 2. — Il est interdit d'employer les enfants au-dessous de dix-huit ans, les filles mineures et les femmes dans les ateliers où se trouvent des machines actionnées à la main ou par un moteur mécanique dont les parties dangereuses ne sont point couvertes de couvre-engrenages, garde-mains et autres organes protecteurs.

Art. 3. — Il est interdit d'employer les enfants au-dessous de dix-huit ans à faire tourner des appareils en sautillant sur une pédale.

Ils est également interdit de les employer à faire tourner des roues horizontales.

Art. 4. — Les enfants au-dessous de seize ans ne pourront être employés à tourner des roues verticales que pendant une durée d'une demi-journée de travail divisée par un repos d'une demi-heure au moins.

Il est également interdit d'employer les enfants au-dessous de seize ans à actionner au moyen de pédales les métiers dits « à la main ».

Art. 5. — Les enfants au-dessous de seize ans ne peuvent travailler aux scies circulaires ou aux scies à ruban.

Art. 6. — Les enfants au-dessous de seize ans ne peuvent être employés au travail des cisailles et autres lames tranchantes mécaniques.

Art. 7. — Les enfants au-dessous de treize ans ne peuvent, dans les verreries, être employés à cueillir et à souffler le verre.

Au-dessus de treize ans jusqu'à seize ans, ils ne peuvent cueillir un poids de verre supérieur à 1,000 grammes. Dans les fabriques de bouteilles et de verre à vitre, le soufflage par la bouche est interdit aux enfants de seize ans.

Dans les verreries où le soufflage se fait à la bouche, un embout personnel sera mis à la disposition de chaque enfant âgé de moins de dix-huit ans.

Art. 8. — Il est interdit de préposer des enfants au-dessous de seize ans au service des robinets à vapeur.

Art. 9. — Il est interdit d'employer des enfants de moins de seize ans, en qualité de doubleurs, dans les ateliers où s'opèrent le laminage et l'étirage de la verge de tréfilerie.

Toutefois, cette disposition n'est pas applicable aux ateliers dans lesquels le travail des doubleurs est garanti par des appareils protecteurs.

Art. 10. — Il est interdit d'employer des enfants de moins de seize ans à des travaux exécutés à l'aide d'échafaudages volants pour la réfection ou le nettoyage des maisons.

Art. 11. — Les jeunes ouvriers et ouvrières au-dessous de dix-huit ans, employés dans l'industrie, ne peuvent porter, tant à l'intérieur qu'à l'extérieur des manufactures, usines, ateliers et chantiers, des fardeaux d'un poids supérieur aux suivants :

Garçons au-dessous de 14 ans.	10 kilogr.
Garçons de 14 à 18 ans.	15 —
Ouvrières au-dessous de 16 ans	5 —
Ouvrières de 16 à 18 ans	10 —

Il est interdit de faire traîner ou pousser par lesdits jeunes ouvriers ou ouvrières, tant à l'intérieur des établissements industriels que sur la voie publique, des charges correspondant à des efforts plus grands que ceux ci-dessus indiqués.

Les conditions d'équivalence des deux genres de travail seront déterminées par arrêté ministériel.

Art. 12. — Il est interdit d'employer des filles au-dessous de seize ans au travail des machines à coudre mues par des pédales.

Art. 13. — Il est interdit d'employer des enfants, des filles mineures ou des femmes à la confection d'écrits, imprimés, affiches, dessins, gravures, peintures, emblèmes, images ou autres objets dont la vente, l'offre, l'exposition, l'affichage ou la distribution sont réprimés par les lois pénales comme contraires aux bonnes mœurs.

Il est également interdit d'occuper des enfants au-dessous de seize ans et des filles mineures dans les ateliers où se confectionnent des écrits, imprimés, affiches, gravures, peintures, emblèmes, images et autres objets qui, sans tomber sous l'application des lois pénales, sont cependant de nature à blesser leur moralité.

Art. 14. — Dans les établissements où s'effectuent les travaux dénommés au tableau A annexé au présent décret, l'accès des ateliers affectés à ces opérations est interdit aux enfants au-dessous de dix-huit ans, aux filles mineures et aux femmes.

Art. 15. — Dans les établissements où s'effectuent les travaux dénommés au tableau B annexé au présent décret, l'accès des ateliers affectés à ces opérations est interdit aux enfants au-dessous de dix-huit ans.

Art. 16. — Le travail des enfants, filles mineures et femmes n'est autorisé dans les ateliers dénommés au tableau C annexé au présent décret que sous les conditions spécifiées audit tableau.

Art. 17. — Le ministre du commerce, de l'industrie et des colonies est chargé de l'exécution du présent décret, qui sera inséré au *Bulletin des lois* et publié au *Journal officiel* de la République française.

TABLEAU A. — Travaux interdits aux enfants au-dessous de 18 ans, aux filles mineures et aux femmes.

TRAVAUX.	RAISONS de L'INTERDICTION.
Acide arsénique (Fabrication de l') au moyen de l'acide arsénieux et de l'acide azotique.	Danger d'empoisonnement.
Acide fluorhydrique (Fabrication de l')	Vapeurs délétères.
Acide nitrique (Fabrication de l')	*Idem.*
Acide oxalique (Fabrication de l')	Danger d'empoisonnement. Vapeurs délétères.
Acide picrique (Fabrication de l')	Vapeurs délétères.
Acide salicylique (Fabrication de l') au moyen de l'acide phénique	Émanations nuisibles.
Acide urique (Voir Murexide).	
Affinage des métaux au fourneau (Voir Grillage des minerais).	
Aniline (Voir Nitrobenzine).	
Arséniate de potasse (Fabrication de l') au moyen de salpêtre.	Danger d'empoisonnement. Vapeurs délétères.
Benzine (Dérivés de la) [Voir Nitrobenzine].	

TRAVAUX.	RAISONS de L'INTERDICTION.
Blanc de plomb (Voir Céruse).	
Bleu de Prusse (Fabrication du) [Voir Cyanure de potassium].	
Cendres d'orfèvre (Traitement des) par le plomb .	Maladies spéciales dues aux émanations nuisibles.
Céruse ou blanc de plomb (Fabrication de la) . .	*Idem.*
Chairs, débris et issues (Dépôts de) provenant de l'abatage des animaux.	Émanations nuisibles, danger d'infection.
Chlore (Fabrique du).	Émanations nuisibles.
Chlorure de chaux (Fabrication du)	*Idem.*
Chlorures alcalins, eau de Javelle (Fabrication des).	*Idem.*
Chlorure de plomb (Fonderie de)	*Idem.*
Chlorures de soufre (Fabrication des)	*Idem.*
Chromate de potasse (Fabrication du)	Maladies spéciales dues aux émanations.
Cristaux (Polissage à sec des)	Poussières dangereuses.
Cyanure de potassium et bleu de Prusse (Fabrication de).	Danger d'empoisonnement.
Cyanure rouge de potassium ou prussiate rouge de potasse	*Idem.*
Débris d'animaux (Dépôts de) [Voir Chairs, etc.].	
Dentelles (Blanchissage à la céruse des)	Poussières dangereuses.
Eau de Javelle (Fabrication d') [Voir Chlorures alcalins].	
Eau-forte (Voir Acide nitrique).	
Effilochage et déchiquetage des chiffons	Poussières nuisibles.
Émaux (Grattage des) dans les fabriques de verre mousseline.	*Idem.*
Engrais (Dépôts et fabriques d') au moyen de matières animales.	Émanations nuisibles.
Équarrissage des animaux (Ateliers d')	Nature du travail. Émanations nuisibles.
Étamage des glaces par le mercure (Ateliers d') .	Maladies spéciales dues aux émanations.
Fonte et laminage du plomb, du zinc et du cuivre.	*Idem.*
Fulminate de mercure (Fabrication du)	Émanations nuisibles.
Glaces (Étamage des) [Voir Étamage].	
Grillage des minerais sulfureux (sauf le cas prévu au tableau C)	*Idem.*
Huiles et autres corps gras extraits des débris de matières animales	*Idem.*
Litharge (Fabrication de la)	Maladies spéciales dues aux émanations.
Massicot (Fabrication du).	*Idem.*
Matières colorantes (Fabrication des) au moyen de l'aniline et de la nitrobenzine	Émanations nuisibles.
Métaux (Aiguisage et polissage des).	Poussières dangereuses.
Meulières et meules (Extraction et fabrication des).	*Idem.*
Minium (Fabrication du)	Maladies spéciales dues aux émanations.
Murexide (Fabrication de la) en vases clos par la réaction de l'acide azotique et de l'acide urique du guano	Vapeurs délétères.

TRAVAUX.	RAISONS de L'INTERDICTION.
Nitrate de méthyle (Fabrique de)	Vapeurs délétères.
Nitrobenzine, aniline et matières dérivant de la benzine (Fabrication de)	Vapeurs nuisibles.
Peaux de lièvre et de lapin (Voir Sécrétage).	
Phosphore (Fabrication du).	Maladies spéciales dues aux émanations.
Plomb (Fonte et laminage du) [Voir Fonte].	
Poils de lièvre et de lapin (Voir Sécrétage).	
Prussiate de potasse (Voir Cyanure de potassium).	
Rouge de Prusse et d'Angleterre	Vapeurs délétères.
Secrétage des peaux ou poils de lièvre ou de lapin.	Poussières nuisibles ou vénéneuses.
Sulfate de mercure (Fabrication du).	Maladies spéciales dues aux émanations.
Sulfure d'arsenic (Fabrication du)	Danger d'empoisonnement.
Sulfure de sodium (Fabrication du)	Gaz délétère.
Triperies annexes des abattoirs	Émanations nuisibles.
Verre (Polissage à sec du)	Poussières dangereuses.

TABLEAU B. — Travaux interdits aux enfants au-dessous de 18 ans.

TRAVAUX.	RAISONS de L'INTERDICTION.
Amorces fulminantes (Fabrication des).	Nécessité d'un travail prudent et attentif.
Amorces fulminantes pour pistolets d'enfants (Fabrication des)	*Idem.*
Artifice (Fabrication de pièces d')	*Idem.*
Cartouches de guerre (Fabriques et dépôts de) . .	*Idem.*
Celluloïd et produits nitrés analogues (Fabrication de).	*Idem.*
Chiens (Infirmerie de)	Danger de morsures.
Chrysalides (Extraction des parties soyeuses des).	Émanations nuisibles.
Dynamite (Fabrication et dépôts de).	Nécessité d'un travail prudent et attentif.
Étoupilles (Fabrication d') avec matières explosives	*Idem.*
Poudre de mine comprimée (Fabrication de cartouches de)	*Idem.*

TABLEAU C. — Établissements dans lesquels l'emploi des enfants au-dessous de 18 ans, des filles mineures et des femmes est autorisé sous certaines conditions.

ÉTABLISSEMENTS.	CONDITIONS.	MOTIFS.
Abattoirs publics . . .	Les enfants au-dessous de 16 ans ne seront pas employés dans les abattoirs.	Maladies spéciales dues aux émanations.
Albâtre (Sciage et polissage à sec de l') .	Les enfants au-dessous de 18 ans ne seront pas employés lorsque les poussières se dégageront librement dans les ateliers.	Poussières nuisibles.
Acide chlorhydrique (Production de l') par la décomposition des chlorures de magnésium, d'aluminium et autres.	Les enfants au-dessous de 18 ans, les filles mineures et les femmes ne seront pas employés dans les ateliers où se dégagent des vapeurs et où l'on manipule les acides . .	*Idem.*
Acide muriatique (Voir Acide chlorhydrique).		
Acide sulfurique (Fabrication de l')	*Idem*	*Idem.*
Affinage de l'or et de l'argent par les acides.	*Idem*	*Idem.*
Allumettes chimiques (Dépôts d').	Les enfants au-dessous de 16 ans ne seront pas employés dans les magasins.	Danger d'incendie.
Allumettes chimiques (Fabrication des).	Les enfants au-dessous de 18 ans ne seront pas employés à la fusion des pâtes et au trempage.	Maladies spéciales dues aux émanations.
Argenture sur métaux (Voir Dorure et argenture).		
Battage, cardage et épuration des laines, crins et plumes.	Les enfants au-dessous de 18 ans ne seront pas employés dans les ateliers où se dégagent des poussières.	Poussières nuisibles.
Battage des tapis en grand	*Idem*	*Idem.*
Battoirs à écorces dans les villes	*Idem*	*Idem.*
Benzine (Fabrication et dépôt de) [Voir Huiles de pétrole, de schiste, etc.].		

ÉTABLISSEMENTS.	CONDITIONS.	MOTIFS.
Blanc de zinc (Fabrication) par la combustion du métal.	Les enfants au-dessous de 18 ans ne seront pas employés dans les ateliers de combustion et de condensation	Poussières nuisibles.
Blanchiment (Toile, paille, papier).	Les enfants au-dessous de 18 ans, les filles mineures et les femmes ne seront pas employés dans les ateliers où se dégagent le chlore et l'acide sulfureux	Vapeurs nuisibles.
Boîtes de conserves (Soudure des).	Les enfants au-dessous de 16 ans ne seront pas employés à la soudure des boîtes.	Gaz délétères.
Boutonniers et autres emboutisseurs de métaux par moyens mécaniques.	Les enfants au-dessous de 18 ans ne seront pas employés dans les ateliers où se dégagent des poussières.	Poussières nuisibles.
Boyauderies	Les enfants au-dessous de 18 ans, les filles mineures et les femmes ne seront pas employés au soufflage.	Danger d'affections pulmonaires.
Caoutchouc (Application des enduits en).	Les enfants au-dessous de 18 ans, filles mineures et femmes ne seront pas employés dans les ateliers où se dégagent les vapeurs de sulfure de carbone et de benzine. . .	Vapeurs nuisibles.
Caoutchouc (Travail du) avec emploi d'huiles essentielles ou du sulfure de carbone.	Les enfants au-dessous de 18 ans, filles mineures et femmes ne seront pas employés dans les ateliers où se dégagent les vapeurs de sulfure de carbone	*Idem.*
Cardage des laines, etc. (Voir Battage).		
Chanvre (Teillage du) en grand (Voir Teillage).		
Chanvre imperméable (V. Feutre goudronné)		
Chapeaux de feutre (Fabrication de).	Les enfants au-dessous de 18 ans ne seront pas employés lorsque les poussières se dégageront librement dans les ateliers.	Poussières nuisibles.
Chapeaux de soie ou autres préparés au	Les enfants au-dessous de 18 ans ne seront pas em-	

ÉTABLISSEMENTS.	CONDITIONS.	MOTIFS.
moyen d'un vernis (Fabrication de).	ployés dans les ateliers où l'on fabrique et applique le vernis	Vapeurs nuisibles.
Chaux (Fours à) . . .	Les enfants au-dessous de 18 ans ne seront pas employés dans les ateliers où se dégagent les poussières.	Poussières nuisibles.
Chiffons (Dépôts de). .	Les enfants au-dessous de 18 ans ne seront pas employés au triage et à la manipulation des chiffons	*Idem.*
Chiffons (Traitement des) par la vapeur de l'acide chlorhydrique.	Les enfants au-dessous de 18 ans, filles mineures et femmes ne seront pas employés dans les ateliers où se dégagent les acides.	Vapeurs nuisibles.
Chromolithographies. .	Les enfants au-dessous de 16 ans ne seront pas employés au bronzage à la machine.	Poussières nuisibles.
Ciment (Fours à) . . .	Les enfants au-dessous de 18 ans ne seront pas employés dans les ateliers où se dégagent des poussières	*Idem.*
Collodion (Fabrication du).	Les enfants au-dessous de 16 ans ne seront pas occupés dans les ateliers où l'on manipule les matières premières et les dissolvants	Danger d'incendie.
Cotons et cotons gras (Blanchisseries des déchets de).	Les enfants au-dessous de 18 ans, filles mineures et femmes ne seront pas employés dans les ateliers où l'on manipule le sulfure de carbone	Vapeurs nuisibles.
Cordes d'instruments en boyaux (Voir Boyauderies).		
Corne, os et nacre (Travail à sec des).	Les enfants au-dessous de 18 ans ne seront pas employés lorsque les poussières se dégageront librement dans les ateliers.	Poussières nuisibles.
Crins (Teinture des) [V. Teintureries].		
Crins et soies de porcs (Voir Soies de porcs).		
Cuir vernis (Fabrication du) [Voir feutres et visières vernis].		

ÉTABLISSEMENTS.	CONDITIONS.	MOTIFS.
Cuivre (Trituration des composés du).	Les enfants au-dessous de 18 ans ne seront pas employés dans les ateliers où les poussières se dégagent librement. . . .	Poussières nuisibles.
Cuivre (Dérochage du) par les acides.	Les enfants au-dessous de 18 ans, filles mineures et femmes ne seront pas employés dans les ateliers où se dégagent les vapeurs acides.	Vapeurs nuisibles.
Déchets de laine (Dégraissage des) [Voir Peaux, étoffes, etc.].		
Dorure et argenture . .	Les enfants au-dessous de 18 ans, filles mineures et femmes ne seront pas employés dans les ateliers où se produisent des vapeurs acides ou mercurielles.	Émanations nuisibles.
Eaux grasses (Extractions pour la fabrication des savons et autres usages des huiles contenues dans les).	Les enfants au-dessous de 18 ans, filles mineures et femmes ne seront pas employés dans les ateliers où l'on emploie le sulfure de carbone	*Idem.*
Écorces (Battoirs à) [V. Battoirs].		
Émail (Application de l') sur les métaux.	Les enfants au-dessous de 18 ans, les filles mineures et les femmes ne seront pas employés dans les ateliers où l'on broie et blute les matières . . .	*Idem.*
Émaux (Fabrication d') avec fours non fumivores.	*Idem*	*Idem.*
Épaillage des laines et draps par la voie humide.	Les enfants au-dessous de 18 ans, filles mineures et femmes ne seront pas employés dans les ateliers où se dégagent des vapeurs acides.	*Idem.*
Étoupes (Transformation en) des cordages hors de service, goudronnes ou non.	Les enfants au-dessous de 18 ans ne seront pas employés lorsque les poussières se dégageront librement dans les ateliers.	Poussières nuisibles.
Faïence (Fabriques de).	Les enfants au-dessous de 18 ans ne seront pas employés dans les ateliers où l'on pratique le broyage, le blutage.	*Idem.*

ÉTABLISSEMENTS.	CONDITIONS.	MOTIFS.
Fer (Dérochage du). .	Les enfants au-dessous de 18 ans, filles mineures et femmes ne seront pas employés dans les ateliers où se dégagent des vapeurs et où l'on manipule des acides	Vapeurs nuisibles.
Fer (Galvanisation du).	*Idem*	*Idem.*
Feuilles d'étain	Les enfants au-dessous de 16 ans ne seront pas employés au bronzage à la main des feuilles. . . .	Poussières nuisibles.
Feutre goudronné (Fabrication du).	Les enfants au-dessous de 18 ans ne seront pas employés lorsque les poussières se dégagent librement dans les ateliers .	*Idem.*
Feutres et visières vernis (Fabrication de).	Les enfants au-dessous de 18 ans ne seront pas employés à la préparation et à l'emploi des vernis.	Danger d'incendie et vapeurs nuisibles.
Filatures de lin	Les enfants au-dessous de 18 ans, les filles mineures et les femmes ne seront pas employés lorsque l'écoulement des eaux ne sera pas assuré . . .	Humidité nuisible.
Fonderies en 2e fusion.	Les enfants au-dessous de 16 ans ne seront pas employés à enlever les crasses au moment de la coulée.	Danger de brûlures.
Fourneaux (Hauts) . .	*Idem*	*Idem.*
Fours à plâtre et fours à chaux (Voir Plâtre, chaux).		
Grès (Extraction et piquage des).	Les enfants au-dessous de 18 ans ne seront pas employés lorsque les poussières se dégageront librement dans les ateliers.	Poussières nuisibles.
Grillage des minerais sulfureux quand les gaz sont condensés et que le minerai ne renferme pas d'arsenic.	Les enfants au-dessous de 18 ans, les filles mineures et les femmes ne seront pas employés dans les ateliers où l'on produit le grillage.	Émanations nuisibles.
Grillage et gazage des tissus.	Les enfants au-dessous de 18 ans, les filles mineures et les femmes ne seront pas employés lorsque les produits de combustion se dégageront librement dans les ateliers	*Idem.*

ÉTABLISSEMENTS.	CONDITIONS.	MOTIFS.
Hauts fourneaux (Voir Fonderies).		
Huiles de pétrole, de schiste et de goudron, essences et autres hydrocarbures employés pour l'éclairage, le chauffage, la fabrication des couleurs et vernis, le dégraissage des étoffes et autres usages (Fabrication, distillation, travail en grand d').	Les enfants au-dessous de 16 ans ne seront pas employés dans les ateliers de distillation et dans les magasins.	Danger d'incendie.
Huiles essentielles ou essences de térébenthine, d'aspic et autres (Voir Huiles de pétrole, de schiste, etc.).		
Huiles extraites des schistes bitumineux (V. Huiles de pétrole, de schiste, etc.).		
Jute (Teillage du) [Voir Teillage].		
Liège (Usines pour la Trituration du).	Les enfants au-dessous de 18 ans ne seront pas employés dans les ateliers où les poussières se dégagent librement. . . .	Poussières nuisibles.
Lin (Teillage en grand du) [V. Teillage].		
Liquides pour l'éclairage (Dépôts de) au moyen de l'alcool et des huiles essentielles.	Les enfants au-dessous de 16 ans ne seront pas employés dans les magasins.	Danger d'incendie.
Marbres (Sciage ou polissage à sec des).	Les enfants au-dessous de 18 ans ne seront pas employés lorsque les poussières se dégageront librement dans les ateliers.	Poussières nuisibles.
Matières minérales (Broyage à sec des).	*Idem*	*Idem.*
Mégisseries	Les enfants au-dessous de 18 ans, les filles mineures et les femmes ne seront pas employés à l'épilage des peaux.	Danger d'empoisonnement.
Ménageries	Les enfants au-dessous de 18 ans ne seront pas employés quand la ménagerie renfermera des bêtes féroces ou venimeuses	Danger d'accidents.

ÉTABLISSEMENTS.	CONDITIONS.	MOTIFS.
Moulins à broyer le plâtre, la chaux, les cailloux et les pouzzolanes.	Les enfants au-dessous de 18 ans ne seront pas employés quand les poussières se dégageront librement dans les ateliers.	Poussières nuisibles.
Nitrates métalliques obtenus par l'action directe des acides (Fabrication des).	Les enfants au-dessous de 18 ans, filles mineures et femmes ne seront pas employés dans les ateliers où se dégagent des vapeurs et où se manipulent les acides.	Vapeurs nuisibles.
Noir minéral (Fabrication du) par le broyage des résidus de la distillation des schistes bitumineux.	Les enfants au-dessous de 18 ans ne seront pas employés lorsque les poussières se dégageront librement dans les ateliers.	Poussières nuisibles.
Olives (Tourteaux d') [Voir Tourteaux).		
Ouates (Fabrication des)	*Idem*	*Idem.*
Papier (Fabrication du).	Les enfants au-dessous de 18 ans ne seront pas employés au triage et à la préparation des chiffons.	*Idem.*
Papiers peints (Voir toiles peintes).		
Peaux, étoffes et déchets de laine (Dégraissage des) par les huiles de pétrole et autres hydrocarbures.	Les enfants au-dessous de 18 ans ne seront pas employés dans les ateliers où l'on traite par les dissolvants, où l'on trie, coupe et manipule les déchets.	Danger d'incendie. Poussières nuisibles.
Peaux (Lustrage et apprêtage des).	Les enfants au-dessous de 18 ans ne seront pas employés lorsque les poussières se dégageront librement dans les ateliers.	Poussières nuisibles.
Peaux de lapin ou de lièvre (Éjarrage et coupage des poils de).	*Idem*	*Idem.*
Pétrole (Voir huiles de pétrole, etc.).		
Pierre (Sciage et polissage de la).	*Idem*	*Idem.*
Pileries mécaniques de drogues	*Idem*	*Idem.*
Pipes à fumer (Fabrication des)	*Idem*	*Idem.*
Plâtres (Fours à). . .	*Idem*	*Idem.*
Poêliers, fournalistes, poêles et fourneaux en faïence et terre cuite (Voir Faïence).		

ÉTABLISSEMENTS.	CONDITIONS.	MOTIFS.
Porcelaine (Fabrication de la).	Les enfants au-dessous de 18 ans ne seront pas employés lorsque les poussières se dégageront librement dans les ateliers.	Poussières nuisibles.
Poteries de terre (Fabrication de) avec fours non fumivores.	*Idem*	*Idem*.
Pouzzolane artificielle (Fours à).	*Idem*	*Idem*.
Réfrigération (Appareils de) par l'acide sulfureux.	Les enfants au-dessous de 18 ans, les filles mineures et les femmes ne seront pas employés dans les ateliers où se dégagent des vapeurs acides. . .	Emanations nuisibles.
Sel de soude (Fabrication du) avec le sulfate de soude . .	*Idem*	*Idem*.
Sinapismes (Fabrication des) à l'aide des hydrocarbures.	Les enfants au-dessous de 18 ans, les filles mineures et les femmes ne seront pas employés dans les ateliers où se manipulent les dissolvants.	Vapeurs nuisibles. Danger d'incendie.
Soies de porcs (Préparation des).	Les enfants au-dessous de 18 ans ne seront pas employés lorsque les poussières se dégageront librement dans les ateliers.	Poussières nuisibles.
Soude (Voir Sulfate de soude).		
Soufre (Pulvérisation et blutage du).	*Idem*	*Idem*.
Sulfate de peroxyde de fer (Fabrication du) par le sulfate de protoxyde de fer et l'acide nitrique (nitrosulfate de fer).	Les enfants au-dessous de 18 ans, les filles mineures et les femmes ne seront pas employés dans les ateliers où se dégageront des vapeurs acides. . .	Vapeurs nuisibles.
Sulfate de protoxyde de fer ou couperose verte (Fabrication du) par l'action de l'acide sulfurique sur la ferraille.	*Idem*	*Idem*.
Sulfate de soude (Fabrication du) par la décomposition du sel marin par l'acide sulfurique	*Idem*	*Idem*.
Sulfure de carbone (Fabrication du).	Les enfants au-dessous de 18 ans ne seront pas employés dans les ateliers où se dégagent des vapeurs nuisibles.	Vapeurs délétères. Danger d'incendie.

ÉTABLISSEMENTS.	CONDITIONS.	MOTIFS.
Sulfure de carbone (Manufactures dans lesquelles on emploie en grand le).	Les enfants au-dessous de 18 ans ne seront pas employés dans les ateliers où se dégagent des vapeurs nuisibles.	Poussières nuisibles.
Sulfure de carbone (Dépôts de)	*Idem*	*Idem.*
Superphosphate de chaux et de potasse (Fabrication du).	Les enfants au-dessous de 16 ans, les filles mineures et les femmes ne seront pas employés dans les ateliers où se dégagent des vapeurs acides et des poussières.	Émanations nuisibles.
Tabacs (Manufactures de).	Les enfants au-dessous de 16 ans ne seront pas employés dans les ateliers où l'on démolit les masses.	*Idem.*
Taffetas ou toiles vernis ou cirés (Fabrication de).	Les enfants au-dessous de 16 ans ne seront pas employés dans les ateliers où l'on prépare et applique les vernis	Danger d'incendie.
Tan (Moulins à) . . .	Les enfants au-dessous de 18 ans ne seront pas employés quand les poussières se dégagent librement dans les ateliers .	Poussières nuisibles.
Tanneries.	*Idem*	*Idem.*
Tapis (Battage en grand des) [Voir Battage).		
Teillage du lin, du chanvre et du jute en grand.	*Idem*	*Idem.*
Teintureries.	Les enfants au-dessous de 18 ans, les filles mineures et les femmes ne seront pas employés dans les ateliers où l'on emploie des matières toxiques.	Danger d'empoisonnement.
Térébenthine (Distillation et travail en grand de la) [Voir Huiles de pétrole, de schiste, etc.]		
Toiles cirées (Voir Taffetas et toiles vernis).		
Toiles peintes (Fabriques de)	*Idem*	*Idem.*
Toiles vernies (Fabriques de) [Voir Taffetas et toiles vernis].		
Tourteaux d'olives (Traitement des) par le sulfure de carbone.	Les enfants au-dessous de 18 ans, les filles mineures et les femmes ne seront pas employés dans les	

ÉTABLISSEMENTS.	CONDITIONS.	MOTIFS.
	ateliers où l'on manipule le sulfure de carbone. .	Émanations nuisibles.
Tôles et métaux vernis.	Les enfants au-dessous de 18 ans, les filles mineures et les femmes ne seront pas employés dans les ateliers où l'on emploie des matières toxiques.	Danger d'empoisonnement.
Vernis à l'esprit-de-vin (Fabriques de).	Les enfants au-dessous de 16 ans ne seront pas admis dans les ateliers où l'on prépare et manipule les vernis.	Danger d'incendie.
Vernis (Ateliers où l'on applique le) sur les cuirs, feutres, taffetas, toiles, chapeaux (V. ces mots).		
Verreries, cristalleries et manufactures de glaces.	Les enfants au-dessous de 18 ans, les filles mineures et les femmes ne seront pas employés dans les ateliers où les poussières se dégagent librement et où il est fait usage de matières toxiques . . .	Poussières nuisibles.
Vessies nettoyées et débarrassées de toute substance membraneuse (Ateliers pour le gonflement et le séchage des).	Les enfants au-dessous de 18 ans, les filles mineures et les femmes ne seront pas employés au travail du soufflage.	Danger d'affections pulmonaires.
Visières vernies (Fabriques de) [Voir feutres et visières].		

Arrêté ministériel du 31 juillet 1894 relatif aux surcharges.

Le Ministre du commerce, de l'industrie, des postes et des télégraphes,

Vu la loi du 2 novembre 1892;

Vu l'article 11 du décret du 13 mai 1893 ainsi conçu :

« Les jeunes ouvriers et ouvrières au-dessous de 18 ans employés dans l'industrie ne peuvent porter, tant à l'intérieur qu'à l'extérieur des manufactures, usines, ateliers et chantiers, des fardeaux d'un poids supérieur aux suivants :

Garçons au-dessous de 14 ans.	10 kilogr.
Garçons de 14 à 18 ans.	15 —
Ouvrières au-dessous de 16 ans	5 —
Ouvrières de 16 à 18 ans.	10 —

« Il est interdit de faire traîner ou pousser par lesdits jeunes ouvriers et ouvrières, tant à l'intérieur des établissements industriels que sur la voie publique, des charges correspondant à des efforts plus grands que ceux ci-dessus indiqués.

« Les conditions d'équivalence des deux genres de travail seront déterminées par arrêté ministériel » ;

Vu l'avis du Comité consultatif des arts et manufactures ;

Sur la proposition du conseiller d'État directeur du commerce intérieur,

Arrête :

La limite supérieure de la charge qui peut être traînée ou poussée par les jeunes ouvriers et ouvrières au-dessous de 18 ans, tant à l'intérieur des établissements industriels que sur la voie publique, est fixée ainsi qu'il suit, véhicule compris.

1° Wagonnets circulant sur voie ferrée :

Garçons au-dessous de 14 ans	300 kilogr.
Garçons de 14 à 18 ans	500 —
Ouvrières au-dessous de 16 ans	150 —
Ouvrières de 16 à 18 ans	300 —

2° Brouettes :

Garçons de 14 à 18 ans.	40 kilogr.

3° Voitures à trois ou quatre roues, dites placières, pousseuses, pousse-à-main :

Garçons au-dessous de 14 ans.	35 kilogr.
Garçons de 14 à 18 ans.	60 —
Ouvrières au-dessous de 16 ans	35 —
Ouvrières de 16 à 18 ans	50 —

4° Charrettes à bras, dites haquets, brancards, charretons, voitures à bras, etc. :

Garçons de 14 à 18 ans	130 kilogr.

Décret du 21 juin 1897 interdisant l'emploi des enfants au-dessous de 18 ans dans les ateliers de cardage des déchets de soie où les poussières se dégagent librement.

Le Président de la République française,

Sur le rapport du ministre du commerce, de l'industrie, des postes et des télégraphes,

Vu l'article 13 de la loi du 2 novembre 1892, ainsi conçu :

« Les femmes, filles et enfants ne peuvent être employés dans des établissements insalubres ou dangereux, où l'ouvrier est exposé à des manipulations ou des émanations préjudiciables à la santé, que sous les conditions spéciales déterminées par les règlements d'administration publique pour chacune de ces catégories de travailleurs » ;

Vu le décret du 13 mai 1893, portant règlement d'administration publique pour l'exécution de ladite loi ;

Vu l'avis du Comité consultatif des arts et manufactures ;

Vu l'avis de la commission supérieure instituée par l'article 22 de la loi précitée ;

Le Conseil d'État entendu,

Décrète :

Art. 1er. — La nomenclature des établissements dans lesquels l'emploi des enfants au-dessous de dix-huit ans, des filles mineures et des femmes est autorisé sous certaines conditions fixées par le tableau C annexé au décret du 13 mai 1893, est complétée conformément aux indications contenues dans le tableau joint au présent décret.

Art. 2. — Le ministre du commerce, de l'industrie, des postes et des télégraphes est chargé de l'exécution du présent décret, qui sera inséré au *Bulletin des lois* et publié au *Journal officiel* de la République française.

Tableau additionnel au tableau C annexé au décret du 13 mai 1893 et concernant les établissements dans lesquels l'emploi des enfants au-dessous de dix-huit ans, des filles mineures et des femmes est autorisé sous certaines conditions.

ÉTABLISSEMENTS.	CONDITIONS.	MOTIFS.
Déchets de soie (cardage des).	Les enfants au-dessous de dix-huit ans ne seront pas employés dans les ateliers où les poussières se dégagent librement.	Poussières nuisibles.

Décret du 20 avril 1899 modifiant la nomenclature des tableaux A et C annexés au décret du 13 mai 1893, relatif à l'emploi des enfants, des filles mineures et des femmes aux travaux dangereux ou insalubres.

Le Président de la République française,

Sur le rapport du ministre du commerce, de l'industrie, des postes et des télégraphes,

Vu les articles 12 et 13 de la loi du 2 novembre 1892, ainsi conçus :

« Art. 12. — Les différents genres de travail présentant des causes de danger, ou excédant les forces, ou dangereux pour la moralité, qui seront interdits aux femmes, filles et enfants, seront déterminés par des règlements d'administration publique.

« Art. 13. — Les femmes, filles et enfants ne peuvent être employés dans des établissements insalubres ou dangereux, où l'ouvrier est exposé à des manipulations ou à des émanations préjudiciables à sa santé, que sous les conditions spéciales déterminées par des règlements d'administration publique pour chacune de ces catégories de travailleurs » ;

Vu le décret du 13 mai 1893, complété par celui du 21 juin 1897 ;

Vu l'avis du Comité consultatif des arts et manufactures ;

Vu l'avis de la commission supérieure instituée par l'article 22 de la loi précitée;

Le Conseil d'État entendu,

Décrète :

Art. 1er. — La nomenclature des tableaux A et C annexés au décret du 13 mai 1893, relatif à l'emploi des enfants, des filles mineures et des femmes aux travaux dangereux ou insalubres, est modifiée conformément aux tableaux annexés au présent décret.

Art. 2. — Le ministre du commerce, de l'industrie, des postes et des télégraphes est chargé de l'exécution du présent décret qui sera inséré au *Bulletin des lois* et publié au *Journal officiel* de la République française.

Tableau A.

Article à supprimer dans la nomenclature du décret du 13 mai 1893.

TRAVAUX.	RAISON DE L'INTERDICTION.
Triperies annexes des abattoirs	Émanations nuisibles.

Tableau C.

Article à modifier dans la nomenclature du décret du 13 mai 1893.

ETABLISSEMENTS.	CONDITIONS.	MOTIFS.
Abattoirs publics et annexes.	Les enfants au-dessous de 16 ans ne seront pas employés dans les abattoirs et annexes.	Dangers d'accidents et de blessures.

Décret du 3 mai 1900 modifiant la nomenclature des tableaux A et C annexés au décret du 13 mai 1893.

Le Président de la République française,

Sur le rapport du ministre du commerce, de l'industrie, des postes et des télégraphes,

Vu les articles 12 et 13 de la loi du 2 novembre 1892, ainsi conçus :

« Art. 12. — Les différents genres de travail présentant des causes de dangers, ou excédant les forces, ou dangereux pour la moralité, qui seront interdits aux femmes, filles et enfants, seront déterminés par des règlements d'administration publique.

Art. 13. — Les femmes, filles et enfants ne peuvent être employés dans des établissements insalubres ou dangereux, où l'ouvrier est exposé à des manipulations ou à des émanations préjudiciables à sa santé, que sous les conditions spéciales, déterminées par des règlements d'administration publique, pour chacune de ces catégories de travailleurs » ;

Vu le décret du 13 mai 1893, complété par ceux des 21 juin 1897 et 20 avril 1899 ;

Vu l'avis du Comité consultatif des arts et manufactures ;

Vu l'avis de la commission supérieure instituée par l'article 22 de la loi précitée ;

Le Conseil d'État entendu,

Décrète :

Art. 1er. — La nomenclature des tableaux A et C annexés au décret du 13 mai 1893, relatif à l'emploi des enfants, des filles mineures et des femmes aux travaux dangereux ou insalubres, est modifiée conformément aux tableaux annexés au présent décret.

Art. 2. — Le ministre du commerce, de l'industrie, des postes et des télégraphes est chargé de l'exécution du présent décret qui sera inséré au *Bulletin des lois* et publié au *Journal officiel* de la République française.

Tableau A.

Article à supprimer dans la nomenclature du décret du 13 mai 1893.

TRAVAUX.	RAISONS DE L'INTERDICTION.
Fonte et laminage du plomb, du zinc et du cuivre.	Maladies spéciales dues aux émanations.

Articles à ajouter à la nomenclature du décret du 13 mai 1893.

TRAVAUX.	RAISONS DE L'INTERDICTION.
Fonte et laminage du plomb	Maladies spéciales dues aux émanations.
Traitement des minerais de plomb, zinc et cuivre pour obtention des métaux bruts.	Émanations nuisibles.

Tableau C.

Article à supprimer dans la nomenclature du décret du 13 mai 1893.

ÉTABLISSEMENTS.	CONDITIONS.	MOTIFS.
Fonderies de 2e fusion .	Les enfants au-dessous de 16 ans ne seront pas employés à enlever les crasses au moment de la coulée.	Dangers de brûlures.

Article à ajouter à la nomenclature du décret du 13 mai 1893.

ÉTABLISSEMENTS.	CONDITIONS.	MOTIFS.
Fonderies de 2e fusion de fer, de zinc et de cuivre.	Les enfants au-dessous de 16 ans ne seront pas employés à la coulée du métal.	Dangers de brûlures.

Extrait de la loi du 9 avril 1898 concernant les responsabilités des accidents dont les ouvriers sont victimes dans leur travail.

Art. 1er. — Les accidents survenus par le fait du travail, ou à l'occasion du travail, aux ouvriers et employés occupés dans l'industrie du bâtiment, les usines, manufactures, chantiers, les entreprises de transport par terre et par eau, de chargement et de déchargement, les magasins publics, mines, minières, carrières et, en outre, dans toute exploitation ou partie d'exploitation dans laquelle sont fabriquées ou mises en œuvre des matières explosives, ou dans laquelle il est fait usage d'une machine mue par une force autre que celle de l'homme ou des animaux donnent droit, au profit de la victime ou de ses représentants, à une indemnité à la charge du chef d'entreprise, à la condition que l'interruption de travail ait duré plus de quatre jours.

Les ouvriers qui travaillent seuls d'ordinaire ne pourront être assujettis à la présente loi par le fait de la collaboration accidentelle d'un ou de plusieurs de leurs camarades.

. . . .

Art. 11. — Tout accident ayant occasionné une incapacité de travail doit être déclaré, dans les quarante-huit heures, par le chef d'entreprise ou ses préposés, au maire de la commune qui en dresse procès-verbal.

Cette déclaration doit contenir les noms et adresses des témoins de l'accident. Il y est joint un certificat de médecin indiquant l'état de la victime, les suites probables de l'accident et l'époque à laquelle il sera possible d'en connaître le résultat définitif.

La même déclaration pourra être faite par la victime ou ses représentants.

Récépissé de la déclaration et du certificat du médecin est remis par le maire au déclarant.

Avis de l'accident est donné immédiatement par le maire à l'inspecteur divisionnaire ou départemental du travail ou à l'ingénieur ordinaire des mines chargé de la surveillance de l'entreprise.

L'article 15 de la loi du 2 novembre 1892 et l'article 11 de la loi du 12 juin 1893 cessent d'être applicables dans les cas visés par la présente loi.

. . . .

Art. 14. — Sont punis d'une amende de un à quinze francs (1 à 15 fr.) les chefs d'industrie ou leurs préposés qui ont contrevenu aux dispositions de l'article 11.

En cas de récidive dans l'année, l'amende peut être élevée de seize à trois cents francs (16 à 300 fr.).

L'article 463 du Code pénal est applicable aux contraventions prévues par le présent article.

TABLE DES MATIÈRES

CHAPITRE III

MATIÈRES INFECTIEUSES

LIVRE III

HYGIÈNE GÉNÉRALE DES ÉTABLISSEMENTS INDUSTRIELS

CHAPITRE Ier

CONDITIONS D'ÉTABLISSEMENT, AU POINT DE VUE HYGIÉNIQUE, DES CABINETS D'AISANCES

CHAPITRE II

CONDITIONS D'ÉTABLISSEMENT, AU POINT DE VUE HYGIÉNIQUE, DES ÉVACUATIONS D'EAUX RÉSIDUAIRES

CHAPITRE III

CONDITIONS D'ÉTABLISSEMENT, AU POINT DE VUE HYGIÉNIQUE, DES DISTRIBUTIONS D'EAUX POTABLES

Pages.

CHAPITRE IV

FILTRATION ET ÉPURATION DE L'EAU AU POINT DE VUE INDUSTRIEL

CHAPITRE V

DISPOSITIONS DE NATURE A ÉVITER LES INCENDIES ET A SE PRÉMUNIR CONTRE LEUR PROPAGATION

LIVRE IV

ACCIDENTS DU TRAVAIL

CHAPITRE Ier

NOTIONS SUR LES ACCIDENTS PRODUITS PAR LES MACHINES ET MÉCANISMES

CHAPITRE II

NATURE DES ACCIDENTS

CHAPITRE III

PREMIERS SOINS A DONNER EN CAS D'ACCIDENT

LIVRE V

LÉGISLATION ET RÉGLEMENTATION RELATIVES A L'HYGIÈNE ET A LA SÉCURITÉ DANS LES ÉTABLISSEMENTS INDUSTRIELS

Nancy, imprimerie Berger-Levrault et Cie.

BERGER-LEVRAULT ET Cie, ÉDITEURS

PARIS, 5, RUE DES BEAUX-ARTS. — 18, RUE DES GLACIS, NANCY

Travail des enfants, des filles mineures et des femmes dans industrie. *Commentaire de la loi du 2 novembre 1892*, par M. Louis Bouquet, ous-directeur au ministère du commerce et de l'industrie, secrétaire de la comission supérieure du travail dans l'industrie. 3e édition définitive. 1893. Un voume in-8 de 450 pages, broché. 6 fr. — Relié en percaline . . . . 7 fr.

de annoté de la Réglementation du travail dans l'industrie, par IM. Duprat, rédacteur au Ministère des travaux publics, et A. Saillard, souschef de bureau au Ministère de l'agriculture. 1897. Un volume in-8 de 300 pages, roché . . . . 5 fr.
elié en percaline . . . . 6 fr. 50 c.

gislation sur les Logements insalubres, par Gustave Jourdan, chef e bureau à la Préfecture de la Seine. 1900. 5e édition, entièrement refondue, iise au courant de la jurisprudence et augmentée des principaux règlements sur salubrité publique. Vol. in-8, broché. 6 fr. — Relié en percal. 7 fr. 50 c.

uvoirs des Maires en matière de salubrité des habitations, par le ıême. 3e édition, revue et corrigée. 1900. Un volume in-12, broché . . . 2 fr.

ıdes d'hygiène publique, par le même. 4e édition. 1894. Un volume rand in-8 de 211 pages, broché. . . . . 4 fr.

Réforme de l'Hygiène publique, par Jean Dejamme, auditeur au lonseil d'État. (Extrait de la *Revue d'administration*.) 1885. Gr. in-8, br. 1 fr.

nuel de l'inspecteur des Denrées alimentaires, à l'usage des inspeceurs et des commerçants, par J. Bellenger, commissaire de police expert, ıspecteur au Laboratoire de chimie de la préfecture de police. 1894. Un volume e 341 pages, broché. . . 3 fr. 50 c. — Relié en percaline . . . 4 fr. 50 c.

s Habitations à bon marché. Législation, par Roulliet (Antony), avocat. 889. Grand in-8, broché . . . . 2 fr. 50 c.

s Logements insalubres et la loi du 13 avril 1850, par Ferdinand anlaville, docteur en droit, avocat à la Cour d'appel de Paris. Brochure grand n-8 . . . . 1 fr.

s Établissements insalubres. L'industrie et l'hygiène, par E. Guerlin de uer. 1883. Grand in-8 . . . . 1 fr. 50 c.

s Services sanitaires de la ville de Paris et du département de a Seine, par A. Joltrain, secrétaire de la Société française d'hygiène, avec ne préface de M. le Dr Dujardin-Beaumetz, de l'Académie de médecine et du lonseil d'hygiène et de salubrité. Un volume in-12, broché . . . . 3 fr.

l'Intervention des municipalités dans la réglementation du travail, par H. Pensa, avocat à la Cour d'appel de Paris. Volume gr. in-8. 2 fr.

s Accidents du travail. Commentaire de la loi du 9 avril 1898, de la loi du juin 1899 sur les accidents du travail agricole, et des règlements d'administraion publique, décrets et arrêtés relatifs à leur exécution, par Ed. Serre, conseiller la Cour de cassation. Avec des aperçus sur la législation étrangère. 2e édition, nise au courant de la législation nouvelle jusqu'au 1er octobre 1899. Un volume n-8 de 481 pages, broché. 6 fr. — Relié en percaline . . . . . 7 fr. 50 c.

cidents du travail. Lois, règlements et circulaires (1er février 1900). Publiation du ministère du commerce. Un volume in-8 de 180 pages, broché. 1 fr.

s Sociétés de secours mutuels. Commentaire de la loi du 1er avril 1898, ar J. Barberet, chef de bureau des institutions de prévoyance au ministère de intérieur. Un volume in-8 de 472 pages, broché. . . . . 6 fr.
Relié en percaline . . . . 7 fr. 50 c.

is sociales. Recueil des textes de la législation sociale de la France, par hailley-Bert et Fontaine. 2e édition. 1896. Un volume grand in-8, broché, vec un *Supplément* donnant les textes de 1896 à 1898 . . . . 14 fr.

Assistance médicale gratuite. Commentaire de la loi du 15 juillet 1893, ar Édouard Campagnole, rédacteur au ministère de l'intérieur, secrétaire du lonseil supérieur de l'assistance publique. 2e édition. 1896. Volume in-8 de 63 pages, broché. . . . . 6 fr.

la Protection du premier âge. Loi du 23 décembre 1874. Commentaire guide pratique, à l'usage des maires, secrétaires de mairie, médecins-inspeceurs, juges de paix et de l'administration préfectorale, par A. Lenoir, juge de aix des 2e et 4e cantons de Reims. (Ouvrage honoré de la souscription du minisère de l'intérieur.) 2e édition. 1898. Un vol. gr. in-8 de 312 pages, broché. 5 fr.

Nancy, imp. Berger-Levrault et Cie.

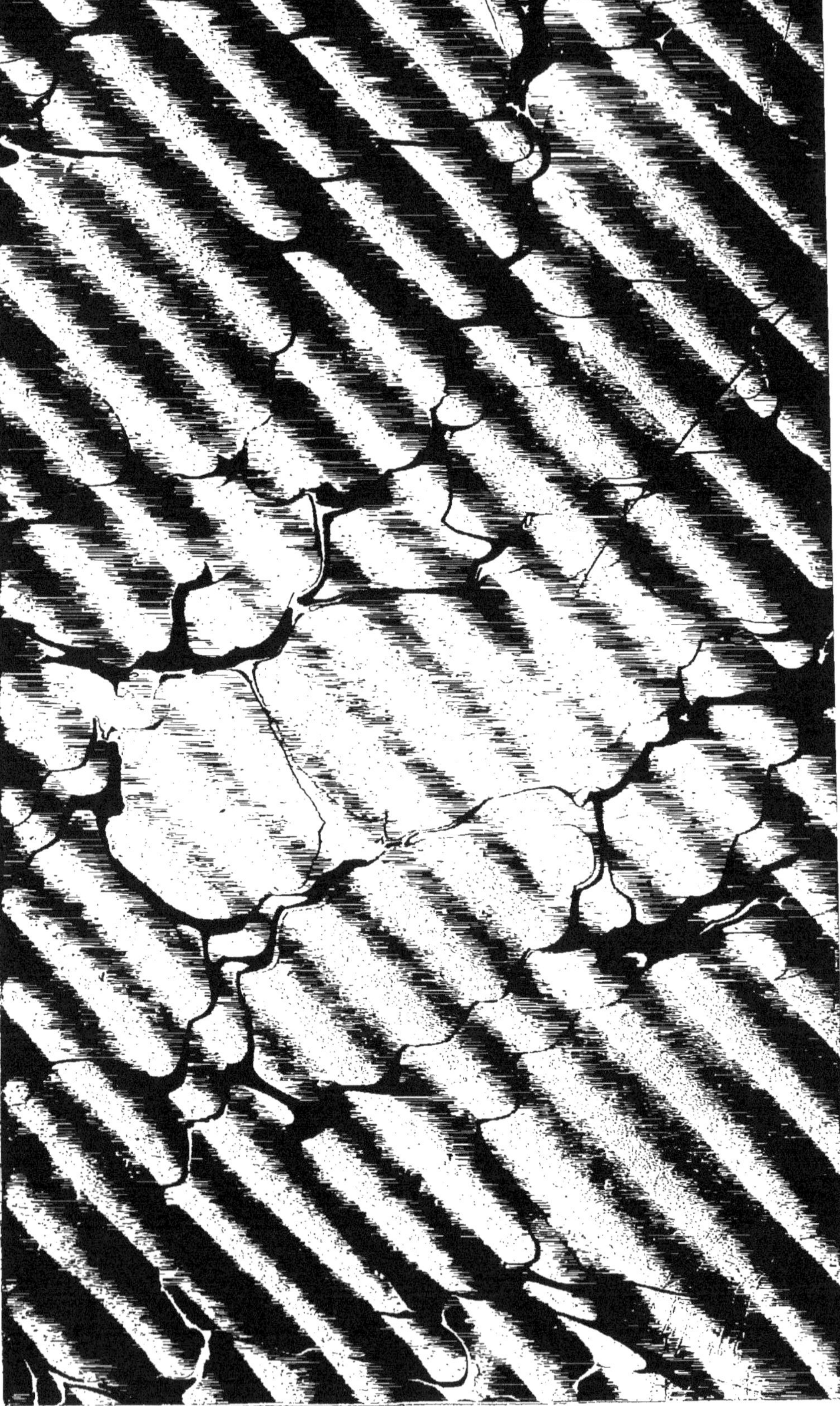

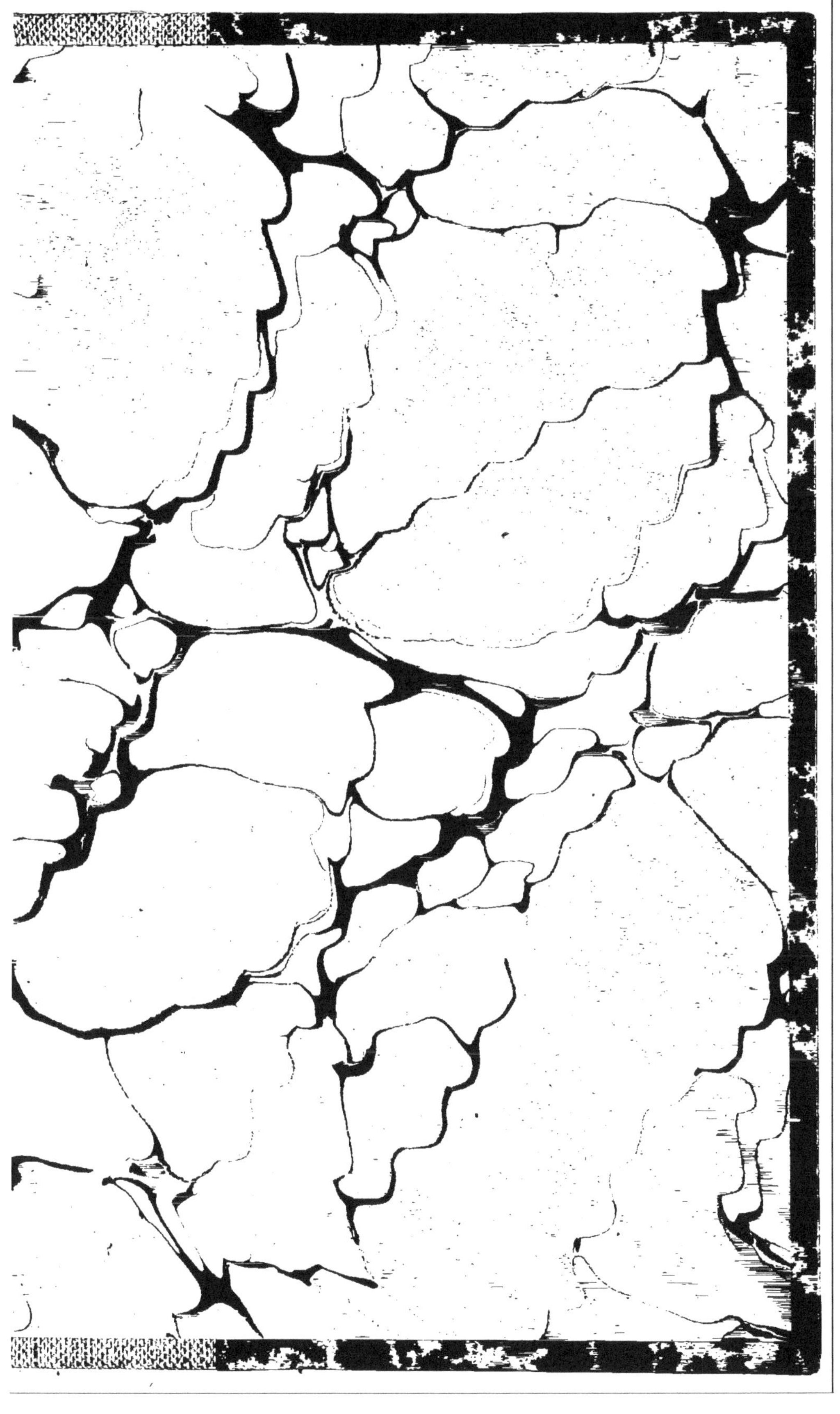

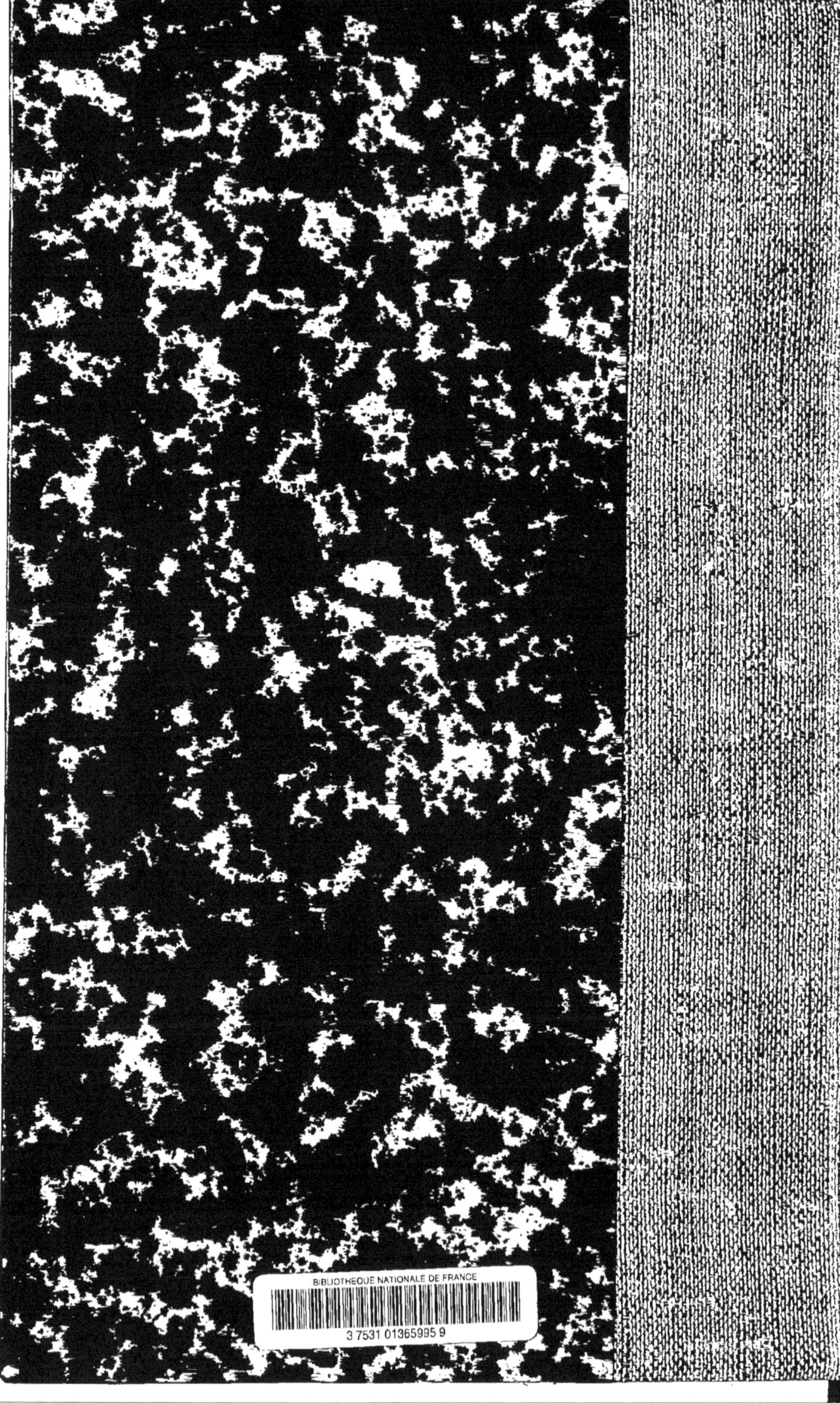

www.ingramcontent.com/pod-product-compliance
Ingram Content Group UK Ltd.
Pitfield, Milton Keynes, MK11 3LW, UK
UKHW012205240726
13966UKWH00002B/600